CONTRIBUTION A L'ÉTUDE

DE

LA CHORÉE

PAR

Hubert GUÉRIN,

Docteur en médecine de la Faculté de Paris,
Ancien externe (médaille de bronze des hôpitaux de Paris).

PARIS

V. ADRIEN DELAHAYE et Cᵒ, LIBRAIRES-ÉDITEURS

PLACE DE L'ÉCOLE-DE-MÉDECINE.

—

1876

CONTRIBUTION A L'ÉTUDE

DE

LA CHORÉE

PAR

Hubert GUÉRIN,

Docteur en médecine de la Faculté de Paris,

Ancien externe (médaille de bronze des hôpitaux de Paris).

———————

PARIS

V. ADRIEN DELAHAYE et Cᵒ, LIBRAIRES - ÉDITEURS

PLACE DE L'ÉCOLE-DE-MEDECINE.

1876

CONTRIBUTION A L'ÉTUDE

DE

LA CHORÉE

Il pourrait paraître téméraire d'avoir choisi, pour sujet de notre thèse, une affection connue depuis si longtemps, étudiée par tant d'auteurs éminents, et qui depuis un siècle a sa place marquée dans les cadres nosologiques. Mais, malgré tant de travaux entrepris sur la chorée, on peut se convaincre, en lisant les différents auteurs qui ont écrit sur ce sujet, qu'ils sont loin de s'accorder sur tous les points, et que l'étude de cette affection renferme encore bien des questions à élucider. On va même, depuis quelques années, jusqu'à contester la nature de la chorée et jusqu'à vouloir la rayer du cadre des névroses où elle avait été placée par Cullen, pour en faire une dépendance de la diathèse rhumatismale. Cette opinion, émise par M. Germain Sée, adoptée et chaudement soutenue par M. Roger, ne l'a pas été aussi complètement par la plupart des médecins.

Nous n'avons pas la prétention de résoudre, dans ce travail, une aussi grosse question ; mais nous avons pensé que, dans ce conflit, il pouvait, il devait même y avoir place, non pas pour nos idées personnelles, mais pour celles d'un observateur des plus compétents et des plus autorisés en pareille matière, M. le Dr Archambault, médecin de l'hôpital des Enfants.

Ces opinions, basées sur l'observation d'un grand nombre de faits et sur l'expérience d'une longue pratique, ont été exposées dans les leçons cliniques que ce médecin a faites cette année à l'hôpital des Enfants.

Nous devons déclarer que nous les adoptons entièrement, et nous sommes heureux de placer notre travail sous le patronage de cet éminent clinicien.

Nous commencerons cette étude par un historique aussi rapide quoique aussi complet que possible ; puis, nous aborderons la partie la plus difficile et la plus controversée, l'étiologie, et nous consacrerons à cette question tous les développements qu'elle mérite. Enfin, après avoir traité rapidement de l'anatomie pathologique, des symptômes et du diagnostic, de la marche, des terminaisons et du pronostic, nous terminerons par la revue des principales médications qui ont été employées contre cette singulière affection.

<h2 style="text-align:center">HISTORIQUE.</h2>

Définition. — La chorée étant, comme toutes les névroses, inconnue dans son essence, ne peut être définie que par ses principaux caractères.

Nous dirons donc que la chorée est une névrose caractérisée surtout par des troubles de l'appareil locomoteur, par des contractions musculaires involontaires et incoordonnées produisant les mouvements les plus variés. Ces mouvements occupent le plus souvent les membres et le visage : mais ils peuvent quelquefois occuper les muscles de la langue, du pharynx et du larynx, enfin les muscles du tronc et le diaphragme, et produire ainsi outre des troubles de locomotion et de préhension, des troubles de déglutition allant jusqu'à l'impossibilité de manger, des troubles de la parole allant jusqu'à l'impossibilité d'articuler un mot; enfin, des troubles de la respiration allant jusqu'à l'asphyxie. Ajoutons-y quelques déviations de l'intelligence, défaut d'attention, perte de mémoire et quelques altérations de sensibilité, et nous avons un tableau abrégé de la maladie qui nous occupe.

Les noms de chorée et danse de Saint-Guy n'ont pas toujours eu la signification que leur donnent les pathologistes de notre époque. Ces deux mots n'ont pas toujours été employés dans le même sens ; de plus, sous chacun d'eux on a englobé une telle variété d'affections ou de symptômes de nature différente, qu'il en est résulté la plus grande confusion. Aussi est-il nécessaire d'élucider ce sujet par un rapide historique, et d'éliminer de la chorée vulgaire ce qu'on a confondu sous ce nom.

Au moyen âge, à la suite d'épidémies meurtrières, pour implorer la miséricorde divine, on vit des bandes d'hommes, de femmes et d'enfants, parcourir l'Allemagne en se livrant aux pratiques de la superstition la plus grossière. Réunis par un délire commun, ils poussaient des cris, se livraient aux danses les plus effrénées, se tordaient en tous sens, et en venaient à un tel point d'excitation, qu'ils étaient pris des convulsions les plus violentes. C'est ce qu'on a appelé *dansomanie, grande danse de Saint-Guy, folie extatique, convulsions démoniaques.* Bientôt ces pratiques, nées de la superstition, dégénérèrent en violences, et les gouvernements furent obligés d'employer la force pour dissiper ces bandes de forcenés. On peut rapprocher de cette affection la maladie qui régna en Italie, et fut décrite sous le nom de « tarentisme. »

Il est inutile de dire que ces affections n'ont rien de

commun que le nom avec la chorée vulgaire telle qu'on l'entend aujourd'hui, et que nous allons décrire.

Il en est de même de la maladie décrite par Galien sous le nom de scélotyrbe, et qui, comme l'indique son nom, σκέλος, jambe; τύρϐη, faiblesse, est caractérisée par de la faiblesse des jambes.

Enfin, sous le nom de chorées anomales, on a aussi décrit une foule d'affections nerveuses caractérisées par des mouvements involontaires. C'est ainsi qu'on a admis les chorées *saltatoire, rotatoire, vibratoire* ou *rhythmique*, etc. Ces prétendues chorées ne sont, pour la plupart, que des symptômes de diverses maladies nerveuses, telles que la paralysie agitante, les tumeurs cérébrales, etc. Nous nous étendrons davantage sur ce sujet en traitant du diagnostic de la chorée.

C'est Sydenham qui, le premier, dégagea nettement la chorée des affections dont on l'avait surchargée, et en donna une description correcte d'après cinq observations seulement. Cullen, après lui, la plaça dans la classe des névroses. Mais il faut arriver à Bouteille pour avoir de cette maladie une description complète. Cet auteur, en effet, à l'âge de 80 ans, résuma le fait de ses nombreuses observations sur la chorée, dans un Traité qui sert encore de modèle aux auteurs de notre époque. En Angleterre, Bright publia aussi, sur cette affection, d'intéressants travaux, et signala la coïncidence de la chorée avec la péricardite et la pleurésie. Enfin, à l'occasion d'un concours ouvert par l'Académie de médecine, M. Germain Sée publia un mémoire intitulé : « De la chorée et des affections nerveuses en général, et de leurs rapports avec les diathèses et principalement le rhumatisme, » dans lequel il démontre, par de nombreuses observations, les relations qui unissent la chorée à la diathèse rhumatismale. Depuis, M. Roger (Archives de médecine, 1866-68) adoptant complètement les idées de son collègue, les a exposées dans deux mémoires : un premier, sur les chorées rhumatismales ; et un second, sur les chorées cardiaques.

Il existe bien d'autres travaux sur cette maladie, dont on trouvera la bibliographie dans les traités de pathologie. Je n'ai voulu indiquer ici que ceux qui marquent, pour ainsi dire, les étapes qu'a suivies l'histoire de la chorée.

ÉTIOLOGIE.

L'étude des causes de la chorée a fait de grands progrès depuis quelques années, comme nous l'avons vu par l'historique.

Autrefois on se bornait à énumérer les causes de toutes les névroses : susceptibilité exagérée du système nerveux, émotions morales : frayeur, colère, contrariété, etc. Quelques médecins accordent encore à ces causes une influence presque exclusive. Mais depuis le mémoire de M. Germain Sée, la question a changé de face. Ce médecin, en effet, observant à l'hôpital des Enfants démontra, par des faits très-nombreux, la fréquence de la coïncidence d'affections rhumatismales (endocardite, péricardite, rhumatisme articulaire, arachnitis, pleurésie, péritonite, etc.) avec la chorée. Sur 84 chorées, il a pu constater cette coïncidence 34 fois. Dans près de la moitié des cas, selon lui, le vice rhumatismal a présidé à l'éclosion de la chorée, et cette affection ne serait qu'une manifestation de la diathèse comme le sont les inflammations rhumatismales des séreuses articulaires, de l'endocarde, du péricarde, de la plèvre et du péritoine.

M. Roger, renchérissant sur ces idées, a voulu ériger cette coïncidence en loi analogue à celle qu'à formulée Bouillaud sur les rapports du rhumatisme articulaire et des inflammations des membranes séreuses du cœur.

« Rhumatisme, chorée, affection cardiaque, doivent, dit-il,

être regardés comme les membres d'une même phase pathologique. »

Depuis que son attention a été éveillée sur ce sujet, dans presque tous les cas de chorée qu'il a observés, il a pu constater le vice rhumatismal, manifesté soit par des douleurs articulaires, soit par une affection cardiaque.

Dans les cas mêmes où il n'a pu saisir aucune trace de cette diathèse, cet auteur est porté à voir dans la chorée la première manifestation du vice rhumatismal, et à considérer le malade comme soumis à l'empire de cette diathèse et exposé à toutes ces manifestations. Aussi s'est-il demandé si on ne devait pas faire sortir la chorée du cadre des névroses pour la décrire comme une dépendance de la diathèse rhumatismale.

Et pour prouver l'identité de nature de ces différentes manifestations, il cite des observations où une attaque de rhumatisme ayant d'abord ouvert la scène, a été suivie d'affection cardiaque et de chorée ; cette évolution est la plus fréquente ; d'autres où la diathèse s'est manifestée de prime abord par la chorée, puis s'est affirmée par du rhumatisme articulaire, une troisième série, dans laquelle on voit paraître d'abord l'affection cardiaque qui est suivie, soit de rhumatisme articulaire, soit de chorée ; enfin il cite des cas plus concluants dans lesquels ces diverses manifestations ont alterné, et cela plusieurs fois.

Pour M. Roger, donc, le vice rhumatismal présiderait toujours à l'éclosion de la chorée. Bien plus, en dehors de cette diathèse, on ne saurait lui assigner de causes effectives, et il relègue dans le domaine de la banalité les émotions morales : colère, frayeur, contrariété, etc. Mais la plupart des médecins, sans nier les rapports de la chorée et du rhumatisme, n'ont pas suivi M. Roger aussi loin.

Nous avons vu que M. Germain Sée avait admis ces rapports à peine dans la moitié des cas. MM. Barthez et Rilliet, bien placés cependant pour juger la question, se refusent à admettre l'identité de nature de la chorée et du rhumatisme. Ils pensent qu'on a exagéré la fréquence de la coïncidence de ces deux affections.

M. Grisolle, dans sa dernière édition, tout en admettant la coïncidence, n'y voit rien autre chose qu'une coïncidence.

Enfin M. Archambault, dans le service duquel nous avons pris la plupart de nos observations, regarde l'opinion de M. Roger comme entachée d'exagération. Il se range à l'avis de M. Germain Sée, et n'admet, comme lui, la coïncidence de la chorée et du rhumatisme que dans la moitié des cas.

A quoi tiennent donc ces divergences d'opinions dans une question de statistique qu'il semblerait, au premier abord, si facile de résoudre? Il faut observer que la chorée se terminant très-rarement par la mort, on a ainsi peu d'occasions de vérifier *de visu*, les lésions qui l'accompagnent. On est donc obligé de se baser sur les symptômes qui, eux, peuvent prêter à différentes interprétations. Ainsi, que la chorée s'accompagne, comme il arrive souvent, de légères douleurs dans les articulations, les uns ne veulent y voir que les effets de mouvements trop souvent répétés, et de la fatigue qui en résulte ; les autres, et parmi eux M. Roger et Sée, considèrent ces douleurs comme une manifestation articulaire de la diathèse rhumatismale. Pour notre part, nous serions disposé à admettre cette dernière interprétation, et nous fondons notre opinion sur les cas très-nombreux, et c'est même la règle, dans lesquels des chorées très-intenses ne se sont accompagnées d'aucune douleur articulaire, et même d'aucune fatigue.

Une difficulté bien plus grande encore consiste dans l'interprétation des troubles fonctionnels et des signes physiques du cœur qui se montrent chez les choréiques. Chez ces malades, en effet, on observe souvent des palpitations, des irrégularités dans les battements du cœur. Plus souvent encore, on entend à la région précordiale un ou plusieurs bruits de souffle. Ces symptômes et ces signes tiennent-ils à une lésion organique du cœur, dépendant elle-même du vice rhumatismal, ou bien sont-ce seulement des troubles temporaires liés à l'anémie concomitante ou à des contractions irrégulières, véritable chorée du cœur?

Quand la chorée a été précédée d'une ou plusieurs attaques de rhumatisme articulaire, ayant laissé à leur suite une affection organique du cœur, il n'y a point de doute, la névrose est évidemment de nature rhumatismale. Mais il y a des cas de chorée où l'on ne peut saisir aucune trace du vice rhumatismal, antérieur ou actuel, et où cependant on peut constater des battements plus forts et irréguliers, et entendre un bruit de souffle à la région précordiale. Ces symptômes tiennent-ils à une lésion organique? à une anémie ou à une chorée du cœur? Tout concourt à rendre cette question difficile. Car, d'une part, une lésion organique du cœur peut être la première manifestation de la diathèse rhumatismale et appeler à sa suite les mouvements choréiques; d'autre part, l'anémie accompagne presque toujours la chorée. Y eût-il même une attaque de rhumatisme articulaire ayant précédé la chorée, que la question de la nature des bruits de souffle entendus ne serait pas tranchée, puisque cette attaque qui, dans la plupart des cas, s'accompagne d'anémie, peut aussi produire une lésion cardiaque.

Aussi serait-il de la plus haute utilité de pouvoir distinguer nettement les bruits de souffle dus à ces deux causes, et c'est à quoi se sont attachés un grand nombre de médecins. M. Roger, tout en tenant compte du timbre rude ou doux des souffles cardiaques, de leur summum d'intensité, et de leur propagation se résume en disant : qu'un bruit de souffle au premier temps et à la pointe, surtout chez les enfants, suffit pour affirmer une lésion organique siégeant à la valvule mitrale, et que ces soufles de la chorée ayant le plus souvent ces caractères, on doit en conclure à une lésion organique et à la nature rhumatismale de la névrose.

Cette question n'a point semblé si facile à résoudre à la plupart des auteurs, et ils se sont efforcés de tracer les caractères distinctifs de ces deux espèces de souffles.

On admet généralement que les bruits organiques ont un timbre plus rude, quelquefois musical, qu'ils sont permanents, qu'ils s'accompagnent de troubles circulatoires spéciaux, et qu'étant le plus souvent produits surtout chez les enfants, par une lésion mitrale, ils siégent à la pointe. Les bruits inorganiques, au contraire, sont plus doux, comme plus arrondis ; ils siégent à la base du cœur et au premier temps ; ils sont accompagnés de bruits vasculaires continus, avec redoublements s'entendant au cou ; enfin quoique durant longtemps, ils diminuent d'intensité et finissent par disparaître à mesure que, la constitution s'améliorant, le sang recouvre sa composition normale. Quant aux souffles tenant à l'irrégularité des contractions cardiaques, les auteurs qui les admettent les regardent comme essentiellement temporaires et cessant dès que, par le repos ou par une médication appropriée, la surexcitabilité du cœur a disparu.

Mais il faut bien le dire, ces signes, quoique d'une grande valeur, ne sont pas pathognomoniques, et quelquefois on est obligé de suspendre son jugement. Dans certains cas, en effet, en raison de certaines conditions mal déterminées, les souffles inorganiques peuvent prendre les caractères des souffles organiques et réciproquement.

C'est donc, comme on le voit, dans cette différence d'interprétation des douleurs articulaires, et surtout des bruits de souffle qui se montrent chez les choréiques, que résident les divergences d'opinion touchant les rapports de la chorée avec le rhumatisme.

Pour nous, sur les 16 observations que nous avons pu réunir pour composer ce travail, 8 fois, c'est-à-dire juste dans la moitié des cas, nous avons pu constater la diathèse rhumatismale, et voici l'ordre d'apparition des manifestations : 6 fois la première manifestation a été une attaque articulaire, et celle-ci a été suivie soit d'autres attaques, soit de chorée ou d'affection cardiaque ; une fois la chorée s'est montrée la première et a été suivie d'affection cardiaque, deux fois enfin c'est l'affection cardiaque qui a appelé la chorée.

Malgré ce petit nombre de faits, cette proportion et surtout l'enchaînement des manifestations a suffi pour nous faire rejeter l'idée d'une pure coïncidence, et nous faire admettre que la diathèse rhumatismale est une des grandes causes de la chorée, la plus fréquente sans contredit, puisqu'à elle seule elle comprend la moitié des cas. Pour l'autre moitié, il faut donc conserver, malgré l'autorité de M. Roger, les causes admises par les auteurs, et parmi elles nous signalerons la constipation, les vers intestinaux, la dentition, les altérations et les troubles fonctionnels des organes génitaux, la grossesse, enfin les émotions morales dont les plus fréquentes sont : la frayeur, la colère, les contrariétés, etc.

Constipation. — La constipation a, en effet, été regardée comme cause de la chorée. Hamilton, même, la considérait comme la cause la plus fréquente sinon exclusive, et il prétendait guérir ses malades uniquement par les purgatifs. Il est vrai que la chorée s'accompagne souvent de constipation, mais celle-ci n'est-elle pas plutôt liée à l'anémie et la chlorose concomitante , comme on l'admet d'ailleurs pour les autres névroses, l'hystérie par exemple ? Il est

vrai aussi que chez les choréiques constipés, un purga-
tif peut diminuer considérablement le mouvement. En
faut-il conclure que la constipation soit la cause de la chorée ? Nous pensons que cette opinion est singulièrement
exagérée, sinon complètement fausse, et nous croyons que
Hamilton a pris l'effet pour la cause. Sans nier donc l'influence de la constipation sur l'exagération des mouvements
choréiques, nous pensons que cet état est plutôt l'effet de
la névrose et de l'anémie concomitante qu'il n'en est la
cause, et sans négliger les indications thérapeutiques qu'il
fournit, nous ne pouvons considérer les purgatifs comme
constituant un traitement général de la maladie.

Nous n'avons pu, du reste, trouver un cas favorable à
l'opinion d'Hamilton.

Vers intestinaux. — La présence, dans l'intestin, des
vers intestinaux, ascarides-lombricoïdes ou tœnias, paraît
avoir sur la production de la chorée une influence plus
manifeste. Quoique nous n'en ayons pas observé, on a vu
des chorées diminuer rapidement et disparaître après l'ex-
pulsion de vers intestinaux par un vermifuge ou un tœni-
fuge. M. Bouchut, dans les cas de chorée dont il ne peut
trouver de causes rhumatismales ou autres, commence toujours par administrer 10 grammes de kousso. C'est ce qu'il
a fait notamment dans les observations 9 et 10 prises dans
son service. Il est vrai que cette pratique n'a pas réussi
dans ces cas puisque les malades n'ont pas rendu de vers, et
que la chorée n'a pas été modifiée, mais cependant il est
bon de penser à cette cause. On peut ainsi guérir rapidement des chorées qui résisteraient à toute autre médication.

Dentition. — Il en est de même de la dentition laborieuse ou mauvaise. L'irritation qui en résulte peut suffire

pour produire de véritables chorées. C'est ce que nous voyons dans l'observation III, où l'on ne trouve que cette cause pour expliquer la chorée. Cette influence est plus fréquente qu'on ne le croit, et M. Simon insiste avec raison sur les troubles cérébraux et cérébro-spinaux qui n'ont d'autre source que l'irritation produite par une dentition laborieuse ou la carie des dents.

Troubles de la menstruation. — Quoique nous n'ayons pas d'observations à apporter à l'appui de cette opinion, la plupart des auteurs regardent les troubles menstruels comme pouvant produire la chorée. Il est de fait que la chorée atteint souvent les jeunes filles chez lesquelles l'établissement de la menstruation est difficile et que les mouvements choréiques cessent souvent alors que cette importante fonction a pris un cours régulier.

Grossesse. — L'influence de la grossesse a la plus grande analogie avec celle produite par les troubles de la menstruation. On sait que cet état qui à la vérité est physiologique, mais qui touche de si près à la pathologie, produit dans tout le système nerveux une surexcitabilité qui peut être considérable et aller jusqu'à engendrer de véritables états morbides. Parmi ceux-ci on trouve la chorée et l'on a même décrit à part la chorée des femmes enceintes, *chorea gravidarum.*

Émotions morales. — Mais parmi ces causes secondaires la première place appartient évidemment aux émotions morales, en tête desquelles nous citerons la frayeur, la colère, les contrariétés. Dans nos 16 observations nous en trouvons une qui est venue à la suite de frayeur, une autre à la suite d'une contrariété, et ce rapport de causalité ne peut être nié quand nous voyons, chez l'une, la frayeur déterminer par deux fois la chorée ; chez l'autre, cette névrose se développer dans la même journée où elle a éprouvé cette contrariété. Je ne puis donc pas partager l'avis de M. Roger qui ne croit pas à cette influence et avec la plupart des médecins je lui conserve sa place dans l'étiologie de la chorée. Il y a cependant une remarque à faire au sujet de cette cause ; c'est de ne pas l'admettre à la légère et sur le dire des parents ou des malades qui veulent toujours trouver une cause et n'hésitent pas à attribuer la maladie à une frayeur datant d'un ou plusieurs mois. Ces cas évidemment n'ont aucune valeur, mais il en est d'autres bien constatés où la peur conserve toute son influence.

Causes prédisposantes. — Cette névrose est beaucoup plus commune dans l'enfance qu'aux autres âges. Sa plus grande fréquence s'observe de 6 à 15 ans. Elle atteint beaucoup plus souvent les filles que les garçons ; c'est ainsi que sur 531 observations, M. Germain Sée en a trouvé 393 chez les filles et seulement 138 chez les garçons, près de trois fois plus. Nous devons faire observer à cet égard que cette prédisposition des filles n'est pas en faveur de l'opinion qui consiste à faire de la chorée une dépendance du rhumatisme articulaire, puisque cette dernière affection, au contraire, est beaucoup plus fréquente chez les garçons que chez les filles.

Le *climat* joue aussi un rôle important dans la production de la chorée. On l'observe, en effet, beaucoup plus souvent en hiver qu'en été, dans les climats froids et humides que dans les pays chauds.

Impressionnabilité du système nerveux. — Cette disposition innée ou acquise doit toujours être admise alors même qu'on peut constater une des influences précédentes. Elle est seule en jeu quand on ne trouve aucune des causes connues pour pouvoir produire la chorée. Comme preuve et comme conséquence de cette prédisposition nous devons mentionner les récidives qui sont assez fréquentes dans la chorée et qui peuvent se reproduire deux, trois et jusqu'à sept fois. Ces récidives ont ceci de particulier, qu'à mesure qu'elles sont plus nombreuses, la chorée est moins intense et dure moins longtemps.

Telles sont donc les principales causes sous l'influence desquelles peut se développer cette névrose.

Mais si nous voulons pénétrer plus loin dans leur étude et saisir leur mode d'action, nous devons déclarer que nous sommes dans l'impossibilité d'en donner une explication satisfaisante. Nous nous bornerons donc à passer en revue les différentes hypothèses qui ont été émises sur ce sujet et qui sont au nombre de trois.

Influence directe de la diathèse rhumatismale. — Dans les cas où l'on peut saisir des traces du vice rhumatismal, M. Germain Sée et Roger regardent les mouvements choréiques comme une manifestation directe de la diathèse au même titre que le sont les fluxions articulaires et cardiaques, les phénomènes cérébraux, etc.

Action réflexe. — Quand la chorée dépend de vers intestinaux, d'une dentition difficile, de troubles fonctionnels des organes génitaux, etc., la plupart des médecins expliquent cette névrose par le mode des actions réflexes. Quelques-uns même y ajoutent les chorées cardiaques. Bright qui avait signalé la coïncidence de la chorée avec la péricardite et la pleurésie l'expliquait par une irritation du nerf phrénique qui, remontant au bulbe et au cervau, produisait les mouvements convulsifs. Babington plaçait l'origine de cette action réflexe dans le plexus cardiaque. Quand ce sont des vers intestinaux, des troubles menstruels qui sont

en cause, l'irritation aurait pour point de départ le tube
digestif, l'utérus, et se transmettrait à la moelle et au cerveau
par les filets du sympathique qui se distribuent à ces organes. Quand c'est la dentition, le point de départ serait
l'irritation des filets de la cinquième paire.

Le mécanisme est toujours le même; le point de départ
seul est différent.

Embolies capillaires du corps opto-strié. — La coïnci-
dance assez fréquente d'altérations valvulaires avec la
chorée a fait naître pour expliquer cette dernière une singulière théorie. On a supposé que les mouvements convulsifs qui caractérisent la chorée étaient les symptômes d'embolies capillaires du corps opto-strié assez minimes pour
ne déterminer que ces légers troubles du mouvement et
assez répétées pour les entretenir pendant toute la durée de
la maladie. Les embolus qui leur donneraient naissance se
détacheraient des valvules altérées. Si nous considérons la
durée, l'uniformité et la bénignité relative de cette affection,
il nous semble difficile d'adopter une pareille opinion. Elle
ne peut expliquer, d'ailleurs, les cas nombreux où il n'y a
pas d'altération des valvules du cœur et partant pas d'embolus possibles.

On voit donc que les explications qu'on a tentées pour se
rendre compte des symptômes de la chorée ne sont que des
hypothèses qui n'expliquent qu'un certain nombre de faits
et que la condition pathogénique de cette entité morbide,
pourtant si uniforme, est encore à trouver.

ANATOMIE PATHOLOGIQUE.

Après les développements dans lesquels nous sommes
entré à propos de l'étiologie, nous avons peu à nous éten-
dre sur les lésions que l'on trouve à l'autopsie des individus
morts dans le cours d'une chorée.

Disons d'abord que cette maladie se termine très-rarement par la mort. M. Germain Sée cependant, en compulsant les différents ouvrages qui traitent de la chorée, a pu en réunir 84, et il les décompose en trois séries :

Dans la première catégorie il range les lésions cardiaques. Bright pensait que c'était la péricardite qui était la plus fréquente, mais cet auteur a prouvé au contraire que les lésions de l'endocarde étaient beaucoup plus fréquentes.

Dans la deuxième catégorie, le même auteur place les lésions de la substance nerveuse qu'on a trouvées 22 fois sur 84, et l'hypersécrétion des méninges qu'on a trouvée 10 fois.

Pour cette dernière lésion, il fait remarquer que les épanchements séreux des ventricules ou du tissu cellulaire sous-arachnoïdien doivent souvent être expliqués par les complications pulmonaires et ces troubles circulatoires qui accompagnent les chorées mortelles. Et quand ces troubles n'ont pas été constatés, l'épanchement constitue-t-il un des caractères essentiels de la chorée ? Peut-il en expliquer les symptômes ? Evidemment non. Ces deux éléments : chorée et épanchement, n'ont d'autre rapport que leur identité de nature. Tous deux dépendent de la diathèse rhumatismale. Ne voit-on pas des rhumatismes cérébraux se terminer par la mort sans qu'à l'autopsie on trouve aucune lésion, ou du moins des lésions incapables d'expliquer les symptômes observés pendant la vie ? C'est qu'alors la diathèse a tué directement ce malade. Il en est de même dans les chorées mortelles.

Peut-on davantage regarder comme caractères essentiels de la chorée les altérations de la moelle et de l'encéphale trouvées à l'autopsie des malades qui ont succombe dans le cours de cette maladie ?

On a signalé, en effet, les concrétions calcaires des méninges (Bazin), l'induration des tubercules quadrijumeaux

(Andral), l'induration et l'hypertrophie de la moelle et du cerveau, les ostéites du canal vertébral, le ramollissement de la moelle, les ramollissements partiels des hémisphères cérébraux et surtout les tubercules du cerveau.

La physiologie du système nerveux, aussi que l'analyse des observations, tendent à prouver que, de toutes ces lésions, il n'en est aucune qui puisse expliquer les symptômes de la chorée et par conséquent être regardée comme caractère anatomique essentiel de la chorée. Ces diverses altérations des centres nerveux peuvent bien produire des symptômes choréiformes simulant même la véritable névrose, comme elle produisent d'autres phénomènes nerveux : contracture, convulsions, paralysie, etc. ; mais alors la lésion est l'élément principal de la maladie, les mouvements choréiformes ne sont qu'un épiphénomène et on ne doit pas leur donner le nom de chorée.

Nous continuerons donc, avec la plupart des médecins, à regarder la chorée comme une névrose, c'est-à-dire une maladie sans lésion ou dont les lésions ne peuvent expliquer les symptômes et par conséquent ne sont pas fondamentales. Il n'y a pas plus de raison de la rayer du cadre des névroses que pour l'asthme, par exemple, qui, si souvent, est lié à une affection du cœur ou des gros vaisseaux.

Nous fondons notre opinion sur la prédisposition des jeunes filles à contracter la chorée, alors que le rhumatisme est plus fréquent chez les garçons, sur la coïncidence avec cette névrose de phénomènes nerveux appartenant aux névroses les moins contestables, comme l'hystérie, l'épilepsie, sur les caractères mêmes de la maladie, sur l'influence des émotions morales, enfin sur les nombreuses observations où l'on n'a pu saisir la trace d'une altération organique.

SYMPTOMATOLOGIE. — MARCHE. — TERMINAISON.

On se ferait une idée complètement erronée de la chorée si on ne voyait dans cette névrose que des troubles exclusivement bornés à l'appareil locomoteur. Sans doute ces troubles du mouvement constituent le phénomène le plus manifeste, le plus constant et le plus important de la maladie; mais ils ne sont pas les seuls, et on peut dire que dans cette névrose le système nerveux est troublé dans toutes ses fonctions. C'est ainsi que dans presque toutes les observations on trouve la sensibilité et l'intelligence notablement altérées. Cette affection s'accompagne souvent en outre de troubles de la nutrition, de la circulation et de la respiration, troubles dus soit à la névrose elle-même, soit à l'anémie concomitante.

Nous allons donc passer en revue ces diverses fonctions et étudier les modifications morbides que leur imprime la chorée.

Troubles de la locomotion. — Quelquefois, selon M. Germain Sée, le début de la maladie est brusque, subit, et se traduit par des vertiges, ou une attaque épileptiforme avec perte de connaissance, convulsions des membres, distorsion et écume à la bouche. Mais cet auteur ajoute que ces cas sont exceptionnellement rares.

M. Roger, dans ses mémoires, ne cite pas d'observations où l'on ait observé ce début; nous n'avons pu non plus en rencontrer.

Dans l'immense majorité des cas le début de la chorée est lent et insidieux. Les petits malades éprouvent un changement notable de caractère; ils deviennent ou plus tristes, ou plus maussades, quelquefois plus irascibles. En même temps leur intelligence subit une légère atteinte :

l'attention se perd, la mémoire fait défaut, ils deviennent moins aptes à saisir les choses. Puis surviennent quelques troubles des mouvements, de légères contractions dans les muscles des bras et des jambes qui font que les malades ne peuvent plus commander parfaitement à leurs muscles et deviennent maladroits. Ils laissent tomber les objets qu'ils tiennent dans leurs mains ; ils commencent à boiter ou du moins à traîner la jambe. Bientôt les contractions s'emparent des muscles du visage et les malades font quelques grimaces. Les parents croyant à de la mauvaise volonté, ou du moins à de l'étourderie, les grondent et les corrigent. Ces réprimandes, loin de calmer les contractions, ne font que les exagérer, et c'est alors qu'on s'aperçoit qu'on a affaire à une véritable maladie et qu'on consulte le médecin.

La chorée débute par la moitié du corps et le plus souvent, suivant la plupart des auteurs, par la moitié gauche. Mais cette prédisposition pour le côté gauche n'est pas aussi marquée qu'on l'a dit. Sur nos 17 observations, nous en trouvons 9 qui ont débuté par le côté gauche et 5 par le côté droit. Quelquefois les mouvements choréiques restent confinés pendant toute la durée de la maladie dans le côté primitivement occupé, et alors on désigne l'affection sous le nom d'*hémichorée*. Le plus souvent, toutefois, ils envahissent les deux côtés et l'hémichorée primitive se transforme en chorée généralisée. Mais on doit remarquer que les mouvements choréiques restent toujours plus intenses et durent plus longtemps du côté qui a été affecté le premier.

Nous avons dit que le début est graduel. La maladie d'abord très-légère consiste dans de faibles contractions qui produisent des troubles de préhension et de locomotion si légers qu'ils sont méconnus.

Le bras le plus souvent collé contre le tronc et en pronation forcée pourrait faire croire à de la paralysie si de temps en temps, il n'exécutait quelques mouvements involontaires. C'est surtout quand le malade veut s'en servir que les contractions deviennent manifestes. En effet, ces mouvements convulsifs qui viennent à la traverse des mouvements volontaires deviennent bientôt assez intenses pour altérer complètement ceux-ci dans leur nature et dans leur but. Les malades veulent-ils boire, par exemple? Ils font effort pour saisir le verre, étendent le bras et commencent le mouvement; mais survient une contraction intempestive qui détourne la main de sa direction et la porte tantôt en avant, tantôt en arrière, tantôt en haut, tantôt en bas; cependant la volonté suspendue un instant reprend ses droits et le bras se dirige de nouveau vers l'objet, puis de nouveau est dévié par une contraction involontaire. Quand enfin le malade parvient à le saisir, c'est par un mouvement brusque et convulsif, comme s'il craignait d'être encore détourné de son but. La même série de mouvements volontaires et involontaires se renouvelle quand il veut porter le verre à sa bouche. Souvent même les contractions involontaires sont assez puissantes pour lui faire lâcher prise, et l'objet lui tombe des mains. Le malade devient ainsi complètement inapte à se servir de ses bras. De même, pour le membre inférieur, les mouvements involontaires qui existent souvent au repos, sont toujours exagérés par la marche, de sorte que celle-ci est singulièrement entravée, quelquefois impossible. La jambe lancée en avant par la volonté est arrêtée dans son mouvement par des contractions involontaires qui la portent en tous sens et la détournent de son but. Quelquefois même les mouvements convulsifs sont assez étendus et assez énergiques pour soustraire le membre au moment où il doit porter sur le sol et porter le poids du corps et le malade tombe à terre. En analysant donc les mouvements des choréiques,

on voit qu'ils sont composés de deux éléments : des contractions soumises à l'empire de la volonté et dirigées par
elle, d'autres contractions involontaires plus ou moins
brusques et saccadées venant à la traverse des premières.
Suivant que ces contractions involontaires sont plus ou
moins fortes, la fonction du membre est plus ou moins altérée, et quelquefois tellement viciée qu'on peut la considérer comme abolie.

Outre ces mouvements des membres, la face est aussi
le siége de mouvements choréiques : la bouche est portée
tantôt d'un côté, tantôt de l'autre, comme dans les para-
lysies faciales ; tantôt au contraire elle est portée en avant,
comme pour faire la moue, tantôt les deux commissures
sont tirées en arrière, comme dans le rire sardonique ; les
paupières sont le siége de rapides contractions ; les yeux
sont portés en tous sens et roulent dans l'orbite ; tous ces
divers mouvements se combinent de mille manières ; en un
mot, la physionomie prend tour à tour les expressions les
plus variées et les plus bizarres.

Les malades grimaçant, exprimant dans un court espace
de temps la douleur, la joie, la haine, le mépris, en un
mot toutes les émotions de l'âme, ayant les bras constamment en mouvement, laissant tomber les objets qu'ils ont
entre les mains, jetant les jambes de tous côtés, marchant
en sautillant, sans qu'on puisse saisir aucun rhythme, of-
frent certainement le spectacle le plus bizarre et le plus ri-
dicule, et prêtent plus à la risée qu'à la compassion. L'attention même dont ils sont l'objet ne fait qu'augmenter
l'intensité des symptômes ; il en est de même des efforts
qu'ils font sur eux-mêmes pour maîtriser les mouvements.
Toutes les émotions qu'ils éprouvent, la colère, la peur, les
contrariétés exercent aussi la plus fâcheuse influence sur
les mouvements choréiques. Malgré la répétition fréquente
de ces contractions, il est à remarquer que les muscles en

mouvement n'en éprouvent aucune fatigue et que les malades n'en ressentent aucune douleur. Il est évident que nous ne parlons pas de celles qui sont sous la dépendance du rhumatisme ; et ces douleurs même disparaissent lorsqu'arrivent les mouvements.

Quelquefois, cependant, les contractions se généralisent et deviennent tellement intenses que la maladie acquiert un haut degré de gravité, témoin l'observation I de la jeune Jacquet, que l'on a vue un moment dans l'état le plus inquiétant. Les malades alors obligés de rester au lit ne s'appartiennent plus à eux-mêmes, leur volonté est complètement maîtrisée et annihilée par les mouvements convulsifs. Les bras, les jambes, le tronc, la tête, le visage, sont alors agités de violentes convulsions, et dans cette agitation les malades peuvent se heurter contre le lit et se faire de violentes contusions. C'est ce qui est arrivée chez la même malade ; cette jeune fille se fit une contusion qui mit plus d'un mois à guérir. Souvent alors la maladie étendant plus loin son domaine, les contractions involontaires envahissent les muscles du thorax, le diaphragme lui-même, et il en résulte des troubles profonds dans le jeu de respiration, troubles qui peuvent aller jusqu'à l'asphyxie. Les muscles de la langue, du pharynx et du larynx se mettent de la partie et entraînent des troubles dans la déglutition et la phonation qui peuvent aller jusqu'à l'impossibilité de manger et d'articuler un mot. La malade de l'observation I nous a présenté tous ces phénomènes. Mais disons-le tout de suite, il est rare que la chorée arrive à ce degré de violence.

Il est important de noter que tous ces mouvements cessent pendant le sommeil. M. Germain Sée n'a pu trouver que six exceptions à cette règle. 6 fois sur 198 en effet, il a vu les mouvements choréiques persister pendant le sommeil.

Les muscles de la vie organique ne participent pas à ces désordres.

Troubles de la sensibilité.— Ces troubles sont beaucoup moins constants, et moins apparents que ceux de la motilité, cependant ils existent et nous devons les signaler ; nous les avons d'ailleurs observés dans quelques cas. Ces troubles consistent en des douleurs rarement spontanées, mais qu'on peut quelquefois provoquer par la pression. Elle se montre le plus souvent à la région rachidienne, au niveau de la dernière vertèbre dorsale, au point qui correspond à l'émergence des nerfs spinaux. En outre, on observe des troubles de la sensibilité tactile, le plus souvent de l'anesthésie relative du côté le plus affecté, quelquefois cependant de l'hyperesthésie. Enfin on a noté dans certains cas des fourmillements dans les membres. Il faut avouer que ces troubles de la sensibilité sont peu marqués et qu'il faut une certaine attention, surtout chez les enfants, pour les trouver.

Troubles de l'intelligence. — Les facultés intellectuelles ne restent pas toujours intactes dans cette névrose, tout au contraire elles existent presque toujours, et M. Germain Sée en fait un des caractères importants de la chorée, « cette névrose qui est plus qu'une simple perturbation musculaire, qui est moins que la folie. » Ces troubles qui, comme nous l'avons vu, se montrent souvent avant les mouvements choréiques, consistent ordinairement dans un défaut d'attention, dans une légère perte de la mémoire, dans un changement quelquefois notable du caractère qui devient plus taciturne, plus mélancolique, ou au contraire, querelleur et emporté ; les facultés affectives aussi sont souvent atteintes ; les enfants repoussent les personnes qu'auparavant ils chérissaient. Tous ces troubles s'accroissent avec la maladie. Ils peuvent même persister longtemps après la disparition des mouvements, mais presque toujours ils diminuent à mesure que la constitution s'améliore, et ils finissent par disparaître à leur tour. Comme pour la sensibilité ces troubles de l'intelligence sont peu marqués dans la grande majorité des cas. Souvent même le médecin ne s'en aperçoit pas, ce sont les parents qui, par comparaison avec l'état antérieur, saisissent seuls cette légère obtusion des facultés intellectuelles. Il faut aussi remarquer que la névrose imprime sur le visage un air d'hébétude, et quelquefois même d'idiotie qui n'existent pas en réalité et qui disparaissent devant un examen quelque peu approfondi.

Marcé cependant cite des observations dans lesquelles la chorée a laissé après elle de véritables états de folie maniaque, et ces cas se seraient le plus souvent terminés par la mort. M. Germain Sée, Roger et Archambault n'ont jamais rien vu de cas semblables, et sans nier les faits avancés par l'auteur que nous venons de citer, il est permis de demander s'il n'a pas eu affaire à des névroses complexes, mélanges d'épilepsie et de chorée, dans lesquelles l'élément choréique ne serait qu'un phénomène tout à fait secondaire. S'il en était ainsi, ces cas ne rentreraient pas dans le cadre de la chorée vulgaire, telle que nous avons voulu la décrire.

— Après avoir passé en revue les troubles fonctionnels des mouvements, de la sensibilité et de l'intelligence, troubles qui sont les plus importants et qui constituent la névrose, il nous reste à parler de ceux qui occupent les fonctions végétatives, la circulation et la digestion. Ces fonctions, en effet, sont très-souvent altérées dans la chorée, et si ces troubles ne dépendent pas de la névrose, au moins l'accompagnent-ils. Aussi nous serions incomplet si nous les passions sous silence.

Troubles de la circulation. — Les choréiques ont presque tous des palpitations qui surviennent soit sous l'influence de l'émotion si facile à exciter chez eux, soit lorsqu'ils veulent marcher un peu vite ou courir, soit enfin spontanément et sans qu'on puisse leur assigner aucune cause. Ces palpitations ont plusieurs sources. Tantôt elles sont dues à l'anémie qui accompagne si souvent la chorée, tantôt à une affection organique du cœur, et nous avons vu que cette lésion est aussi très-fréquente ; tantôt enfin à un trouble nerveux analogue à celui qui occupe les muscles de la vie de relation, et qui est sous la dépendance directe de la névrose. On conçoit que ces palpitations n'ont pas la même signification et de quelle importance il est de les distinguer tant au point de vue du pronostic et du traitement. Ces troubles dans les battements cardiaques sont souvent accompagnés de bruits de souffle qui ont aussi leurs crractères particuliers suivant leur nature organique ou inorganique Nous avons déjà donné leurs caractères distinctifs.

Enfin nous devons noter les bruits vasculaires du cou qu'on observe chez un grand nombre de choréiques. Ces bruits d'ailleurs tiennent à l'anémie qui accompagne la chorée et n'ont rien de particulier dans cette maladie.

Troubles de la digestion et de la nutrition. — Les chorées légères, survenues chez des enfants bien portants, ne s'accompagnent pas ordinairement de troubles digestifs, et chez eux la nutrition ne souffre nullement. Mais dans les chorées un peu violentes, dans celles qui surviennent à la suite d'une ou plusieurs attaques de rhumatisme articulaire, qui s'accompagnent d'une affection cardiaque, il en est autrement. Chez ces derniers, les troubles nutritifs ne dépendent pas à la vérité uniquement de la chorée, mais plutôt des attaques rhumatismales antérieures.

Cependant la chorée elle-même, quand elle est violente

et qu'elle dure longtemps, contribue pour sa part au dépérissement des malades. Cet état est dû à l'épuisement nerveux que la névrose détermine, au séjour, au lit que nécessite l'agitation, enfin à certains troubles particuliers et dépendant directement de la névrose. Nous avons vu que les mouvements choréiques peuvent occuper les muscles masticateurs, les muscles de la langue et du pharynx et déterminer des troubles de la mastication et de la déglutition quelquefois assez considérables pour empêcher l'introduction des aliments. Outre cela les choréiques éprouvent souvent des crampes d'estomac et ont de la difficulté à digérer. Parfois, mais rarement, ils ont de la diarrhée ; le plus souvent de la constipation. Ce symptôme est assez fréquent et assez manifeste pour que Hamilton y ait vu la cause la plus générale de la chorée. Nous avons vu combien est erronée cette opinion ; mais le fait n'en est pas moins certain et doit avoir sa place dans la symptomatologie de la chorée, plutôt que dans l'étiologie.

Tous ces troubles donc en se surajoutant concourent à produire l'état d'anémie et d'épuisement dans lequel on trouve les malades atteints d'une chorée longue et violente. Un certain nombre, alors que tout mouvement a cessé, n'ont plus la force de marcher et ce n'est que par un régime tonique et une hygiène bien entendue qu'ils parviennent à recouvrir les forces. Nous citerons en particulier les malades des observations 1 et 14. La première quand la chorée eut disparu ne pouvait se tenir sur ses jambes quoiqu'il n'y eût pas paralysie, car elle pouvait les soulever dans son lit. On fut obligé de la faire marcher, et ce ne fut qu'au bout de quinze jours qu'elle eut assez de force pour se passer de soutien. Les mêmes phénomènes quoique moins prononcés se sont montrés chez la seconde.

MARCHE.

La marche de la maladie est assez régulière : une première période d'ascension graduelle, un état stationnaire, puis une période de décroissance également graduelle, enfin la disparition des mouvements et la guérison telle est la marche habituelle de la chorée. Quoique les mouvements soient ordinairement continus pendant toute la durée de la maladie, cependant ils présentent souvent des exacerbations. Celles-ci surviennent notamment alors que les malades se voient l'objet de la curiosité, sous l'influence de toutes espèces d'émotions ; la frayeur surtout qui souvent peut engendrer la maladie, l'exagère toujours. La température exerce aussi une notable action sur l'intensité des mouvements. C'est ainsi qu'on a noté une aggravation sensible des symptômes quand le temps devient froid et humide. Enfin il est une dernière influence que nous ne devons pas oublier ; c'est celles qu'exercent sur la chorée les maladies intercurrentes et en particulier les maladies fébriles, la fièvre en gnéral. Hippocrate a dit que la fièvre faisait cesser les convulsions. Cette proposition ainsi conçue appliquée à la chorée, n'est pas tout à fait exacte et sur ce point, l'observation pourtant si sagace du père de la médecine s'est trouvée en défaut. M. Germain Sée qui a étudié la question a observé au contraire que la fièvre exagère les mouvements choréiques et qu'elle les exagérait d'autant plus qu'elle était plus intense. Quand la fièvre vient à diminuer, les mouvements diminuent avec elle et il n'en reste plus que des traces quand elle disparaît. Les deux phénomènes fièvre et contractions involontaires marchent donc parallèlement loin d'être antagonistes. M. Archambault a observé exactement la même chose. Ce qui reste vrai de l'aphorisme d'Hippocrate, c'est l'action évidente de

la fièvre sur les mouvements choréiques, action qui a pou-
effet de les diminuer considérablement, mais alors seulement que cette fièvre est passée.

La terminaison la plus ordinaire de la maladie est la
guérison. M. Germain Sée et après lui M. Roger et Archambault ont en effet observé que dans l'immense majorité la chorée avait une tendance naturelle à se terminer
par la guérison. Celle-ci, il est vrai, peut se faire plus ou
moins attendre; ainsi la maladie qui dure habituellement
deux à trois mois se prolonge quelquefois beaucoup plus et
passe à l'état chronique. Cette terminaison est rare cependant et nous n'en avons pas rencontré. Plus souvent
après la choré, il reste au malade certains tics. Ce sont
des mouvements involontaires également, mais partiels,
n'ayant pour siége qu'un muscle ou un petit groupe de
muscles; ces mouvements en outre sont uniformes, toujours
les mêmes; ils durent habituellement très-longtemps,
quand ils se passent. Bien qu'involontaires et devenus in-
conscients par habitude, une attention soutenue et une
forte volonté peuvent cependant les suspendre, mais ils
reparaissent sitôt que l'attention fait défaut. Ils occupent
le plus souvent la face ou la tête entière et consistent soit dans
un clignement des paupières, soit dans une contraction qui
porte une commissure buccale en haut et en arrière, soit
dans la rotation rapide de la tête d'un côté ou de l'autre.

Enfin, quoique dans des cas excessivement rares la mort
peut être la terminaison de la maladie. Nous ne parle-
rons pas, bien entendu, des cas où la mort doit être
attribuée à des lésions soit du cerveau, soit de la moelle
épinière, soit des méninges cérébro-spinales; cette question a été traitée à propos de l'anatomie pathologique.
Mais il existe dans la science des cas où la mort n'a pu être
attribuée qu'aux seuls progrès de la chorée. Cette terminaison est due alors à l'asphyxie produite par les troubles

mécaniques de la respiration alors que les mouvements incoordonnés de la chorée ont envahi les muscles respirateurs. Plusieurs auteurs admettent aussi comme cause de mort l'épuisement nerveux qui résulte de contractions répétées et trop longtemps prolongées.

Le *pronostic* de la chorée n'est donc pas grave en général si l'on ne considère que la chorée. Mais il en est autrement si l'on considère le malade choréique. Et ici il est nécessaire de reproduire la division que nous avons établie dans l'étiologie entre les chorées rhumatismales et les chorées survenant sous l'influence d'autres causes. Dans ce dernier cas, le pronostic fondé uniquement sur la marche de la maladie n'est pas grave, puisqu'elle a une tendance naturelle vers la guérison. Dans le cas de chorée rhumatismale, derrière la névrose, il y a la diathèse, et celle-ci peut réapparaître soit sous la même forme soit sous la forme plus grave d'attaques articulaires, de lésions cardiaques, ou même de rhumatisme cérébral. Or, comme nous savons que la chorée elle-même peut être la première manifestation de la diathèse, on doit toujours, étant donné un cas de la maladie dont on ne peut trouver la cause, faire ses réserves sur le pronostic et craindre la possibilité d'une manifestation rhumatismale.

DIAGNOSTIC.

La chorée, par l'âge des sujets qu'elle atteint, par sa marche continue, sa tendance naturelle à la guérison, et surtout par ses mouvements convulsifs, involontaires et désordonnés qui lui donnent une physionomie si spéciale ne peut guère être confondue avec aucune autre maladie.

Sous le nom de *Grande danse de St-Guy*, les Allemands ont décrit comme variété de chorée anomale une maladie caractérisée par des attaques convulsives revenant par intervalles avec ou sans phénomènes de catalepsie, par des désordres intellectuels consistant surtout dans la mobilité des idées, en un mot par tous les principaux symptômes qu'on peut rencontrer dans l'hystérie dont cette affection semble n'être qu'une forme. Sous le nom de chorées anomales également on a décrit des chorées *rotatoire*, *vibratoire*, *saltatoire*, etc., noms qui indiquent suffisamment la nature de la maladie.

Ces affections nerveuses n'ont de commun avec la chorée vulgaire que l'existence de mouvements involontaires. Mais ces mouvements sont uniformes et toujours les mêmes; quelques-uns ne se montrent que dans les positions debout ou assises et cessent dans le décubitus horizontal; enfin en général ils durent beaucoup plus longtemps que les mouvements de la chorée.

Enfin on a décrit sous le nom de *chorée électrique* une affection nerveuse caractérisée surtout par des accès de contractions toniques et cloniques par des douleurs de la nuque et de la région rachidienne, se terminant le plus souvent par la mort, et n'ayant par conséquent de commun avec la chorée que le nom.

Chez les hystériques, comme chez les choréiques, outre les mouvements convulsifs qui ne peuvent prêter matière à confusion, on observe des accès d'étouffement, des palpitations, des défaillances; enfin, des troubles de l'intelligence qui pourraient peut-être en imposer. Mais la nature des mouvements qui, chez l'une, reviennent par attaques convulsives, chez l'autre sont continus, beaucoup moins violents, suffira à dissiper tous les doutes. Nous avons vu, d'ailleurs, comme le montrent nos observations 5 et 9, les symptômes de ces deux affections coïncider et s'entremêler ou alterner.

De même, les formes franches de chorée et d'épilepsie ne pourront jamais être confondues; mais il existe des cas complexes où les deux névroses ont semblé coexister et présenter une forme hybride.

Au début de la chorée, la marche traînante des malades, l'attitude de leur bras qui souvent reste collé contre le tronc, dans la pronation forcée, leur maladresse et le siége de la maladie qui n'occupe d'abord qu'un côté, pourraient faire croire à une paralysie ou du moins à de la parésie, mais il suffit d'un peu d'attention pour se mettre à l'abri d'une pareille erreur. Chez les choréiques, en effet, la force des muscles n'est pas diminuée ou très-peu, et si, quand on dit à ces malades de serrer le doigt, ils paraissent avoir moins de force, cela tient plutôt à une vicieuse association de mouvements dont les uns contrarient les autres, qu'à une véritable paralysie musculaire.

On peut remarquer que, dans cette expérience, ils peuvent serrer très-fort, mais par mouvements convulsifs; cela ne se voit jamais dans la véritable paralysie. De cette vicieuse association des contractions, il résulte aussi que les choréiques tiennent plus facilement dans leurs mains les objets petits, mais assez longs, comme un porte-plume, par exemple, tandis que les paralytiques peuvent plutôt saisir les gros objets, comme un verre.

Au contraire, on a aussi confondu la chorée avec les convulsions. Mais celles-ci ne reviennent que par accès, et le plus souvent dépendent d'une altération organique ou d'une irritation qu'on peut trouver.

Les tics, comme nous l'avons vu, se distinguent des mouvements choréiques en ce qu'ils sont partiels, qu'ils n'occupent que le visage ou les membres supérieurs, que ce sont des contractions rapides produisant des mouvements toujours les mêmes; enfin, qu'ils ont une marche chronique. On ne doit pas oublier que certains tics proviennent eux-mêmes d'une chorée antérieure.

Les tremblements, mouvements de va-et-vient, toujours

uniformes, et pour ainsi dire monotones, survenant le plus souvent chez les vieillards ou les buveurs d'alcool, les individus soumis aux intoxications saturnines et mercurielles, ne pourront être confondus avec les mouvements brusques, saccadés, irréguliers, qui caractérisent la chorée.

TRAITEMENT.

La multiplicité même des médicaments et traitements vantés contre la chorée suffirait à prouver la pauvreté et l'insuffisance des ressources thérapeutiques dont nous pouvons disposer contre cette maladie. On peut même dire que la chorée, ayant une marche à peu près définie, une durée moyenne de deux à trois mois, et une tendance naturelle à marcher vers la guérison, on pourrait franchement laisser cette affection à elle-même, et se borner à une médication symptomatique. Cependant, il est juste de dire que toutes les médications employées contre la chorée sont loin d'avoir la même valeur, et que certaines d'entre elles peuvent sinon enrayer la maladie, du moins l'abréger d'une manière notable. Nous allons donc passer en revue les principales médications qu'on a expérimentées contre cette névrose, en passant rapidement sur celles qui sont inefficaces, et insistant particulièrement sur celles qui ont paru avoir sur elle une heureuse influence.

Avec M. Germain Sée, nous les diviserons en deux classes : *médicaments externes* et *médicaments internes.*

Mais auparavant, nous devons tracer certaines règles d'hygiène dont l'oubli enrayerait l'action des meilleures médications, et ne tendrait qu'à éterniser la chorée. Nous avons vu, en effet, que cette névrose pouvait se développer sous l'influence d'une foule d'émotions morales ou tout au moins s'aggraver. De là découle une règle thérapeutique

générale : c'est d'éviter ces émotions et de soustraire les
enfants à leur action défavorable. Une deuxième condition
qui peut aussi exercer la plus favorable action sur la
marche et la durée de la maladie, c'est de prescrire le repos au lit, mais dans certaines conditions. C'est lorsque
l'agitation est extrême, que les mouvements sont intenses
et se répètent trop souvent. Dans cette condition, le repos
au lit est le meilleur moyen de calmer cette maladie, et
d'amener une amélioration sensible. Mais lorsque la maladie, ayant passé la période aiguë, n'est plus constituée
que par de légers mouvements revenant de temps en temps,
alors, au contraire, il est utile de faire lever les malades,
de les faire marcher et même de leur faire faire des exercices
gymnastiques. Mais cette pratique constitue un mode de
traitement par lequel nous allons commencer l'étude des
médicaments externes.

Exercices gymnastiques. — C'est incontestablement une
des méthodes de traitement les plus simples, les plus puissantes, les plus sûres. Mais, comme toutes les médications,
elle a ses règles, ses indications, ses contre-indications, et
ne doit pas être employée à l'aveugle comme méthode exclusive s'appliquant à tous les cas. Voici comment M. Germain Sée trace les règles de son emploi : Il faut procéder
graduellement, commencer par faire exécuter des mouvements simples et rhythmés, faire ployer les jambes et les
bras en cadence, avec des chants ; puis, on peut faire courir
au pas gymnastique. Enfin, lorsqu'on voit que les malades
vont mieux, et que les mouvements désordonnés ont diminué d'intensité, on peut arriver aux sauts et aux exercices de toutes sortes. En suivant ces préceptes, on peut
constater quelquefois, dès la première leçon, une notable
amélioration. En général, cependant, celle-ci n'est bien
appréciable qu'au bout de cinq ou six séances. Si, passé ce

temps, il n'est survenu aucun changement dans l'état des malades, l'épreuve doit être considérée comme ayant avorté et l'on doit s'adresser à d'autres moyens.

Quand la gymnastique doit réussir, on voit les mouvements choréiques diminuer, la volonté reprendre son influence, et la maladie disparaître. La guérison, quand elle se fait par cette méthode, est complète ordinairement au bout de vingt-neuf jours de traitement, et par elle on évite l'affaiblissement, la parésie des membres que laissent ordinairement après elle les chorées un peu intenses. Son principal mode d'agir, en effet, c'est de ranimer les forces de l'économie, d'exciter l'appétit et les fonctions nutritives, et par conséquent de faire cesser l'état de langueur et d'anémie qui accompagne si souvent la chorée ; de plus, elle rétablit l'équilibre des mouvements et rompt l'habitude vicieuse des muscles à se contracter en dehors de l'influence de la volonté. Les contre-indications sont l'existence de douleurs dans les articulations et surtout la présence de l'élément inflammatoire que les exercices gymanastiques ne feraient qu'aggraver. On sait, en effet, que la première indication de traitement fournie par l'inflammation des articulations, c'est le repos aussi complet que possible. Il en est de même si la chorée est compliquée de palpitations violentes, si elle s'accompagne d'un bruit de souffle un peu rude. Quoique ces signes ne soient pas toujours l'indice d'une endocardite, cependant la possibilité de cette complication devra toujours être présente à l'esprit du médecin et commander le repos.

Enfin, l'état pour ainsi dire aigu de la maladie sera encore une contre-indication. Sauf ces cas, on peut dire que cette médication manque rarement son effet.

Bains sulfureux. — Cette méthode ne le cède en rien à la précédente, et par sa simplicité et par les résultats ob-

tenus; mais encore elle est assujettie à certaines règles
dont on ne doit pas se départir sous peine d'insuccès. Ces
règles, si bien tracées par M. Germain Sée, sont : 1° employer le sulfure de sodium à la dose de 120 grammes pour
8 voies d'eau; 2° prendre un bain tous les jours; 3° rester
une heure au bain. La durée moyenne du traitement n'est
pas plus de vingt et un jours. — Ses contre-indications
également, sont : une très-grande excitabilité nerveuse,
la présence d'une altération organique du cœur; enfin, les
éruptions qu'elle peut déterminer. Dans ces cas, on ne doit
jamais administrer les bains sulfureux.

L'omission de ces règles a fait échouer beaucoup de médecins, et a fait imputer à la méthode beaucoup d'insuccès
dont on doit la décharger.

3° *Bains froids.* — Les bains froids ou tièdes ont aussi
été beaucoup préconisés contre la chorée, et il était naturel
de les employer, étant connus les bons effets qu'on en obtient
dans les autres névroses compliquées d'anémie, l'hystérie
par exemple. Dupuytren qui avait adopté ce mode de traitement faisait plonger par surprise ses malades dans un
bain froid, et de fait cette médication peut compter à son
actif un certain nombre de guérisons. Mais on peut invoquer le saisissement que les malades éprouvent et l'ébran-
lement nerveux que ce moyen brutal détermine aussi bien
que l'action propre de l'eau froide. Souvent loin d'amé-
liorer l'état des malades, les bains froids n'ont fait qu'augmenter l'intensité des mouvements; et cela était facile à
prévoir si l'on songe qu'une chute accidentelle dans l'eau
a pu déterminer des chorées. D'ailleurs l'emploi de ce moyen
a causé de nombreux accidents; ainsi on a vu l'action du
froid déterminer des bronchites, des pneumonies, ou bien
réveiller la diathèse rhumatismale et provoquer des pous-
sées inflammatoires vers les articulations ou le cœur. Ces

faits inexpliqués étaient mis sur le compte du hasard, mais depuis les beaux travaux de M. Sée on sait à quoi s'en tenir et l'on craint avec raison ces complications. Aussi les avantages qu'on pourrait obtenir de cette médication ne peuvent-ils compenser les inconvénients qui lui sont attachés, du moins en tant que méthode générale. Si l'on ne doit pas rejeter complètement l'eau froide du traitement de la chorée, on doit en restreindre l'emploi à certains cas et certaines conditions déterminées. Je pense en effet qu'on s'en servira avec avantage dans les chorées survenues en dehors de toute influence rhumatismale, par cause accidentelle (frayeur, colère, etc.), alors que les mouvements sont à peu près passés et que la névrose laisse à sa suite un état d'anémie et faiblesse marquée. Dans ce cas, comme dans l'hystérie, comme dans la chlorose, l'eau froide employée sous forme de douches pourra rendre de réels services. Il ne faut jamais oublier que la douche doit être suivie d'une réaction franche, c'est-à-dire prompte et énergique.

4° *Electricité*. Les courants induits ont été employés et vantés par Dehaen contre la chorée ; il plaçait les deux pôles sur la colonne vertébrale. Cette méthode reprise par M. Germain Sée n'a donné entre ses mains aucun résultat probant. Mais depuis, on a expérimenté les courants continus, et cette nouvelle méthode a semblé donner de meilleurs résultats. Ce sont surtout les travaux de MM. Legros et Onimus qui ont appelé l'attention sur l'action des courants continus. On sait maintenant, d'après ces auteurs, qu'il n'est pas indifférent de placer les pôles et que les courants ascendants n'ont pas la même action que les descendants. Les premiers, en effet, augmentent l'excitabilité réflexe de la moelle épinière, tandis que les seconds la diminuent. Ce sera donc à ces derniers qu'il faudra avoir recours contre la chorée.

5° *Pulvérisations d'éther*. — Enfin pour diminuer l'excitabilité de la moelle on a employé les pulvérisations d'éther sur la colonne vertébrale. Ce moyen n'agit évidemment que par le froid qu'il produit et non point par les vertus antispasmodiques de l'éther. Or, cette méthode que certains médecins vantent beaucoup n'a pas produit sous nos yeux d'effets bien probants. Nous ne l'avons vu, il est vrai, appliquer qu'une fois, mais dans ce cas le malade (observation VII) n'en a retiré aucun avantage.

Médicaments internes.

Sydenham employait successivement contre la chorée presque tous les médicaments que nous employons aujourd'hui isolément. Ainsi, croyant que cette maladie était produite par la présence dans le sang d'une humeur âcre qui irritait les tissus, il commençait son traitement par les saignées et les purgatifs afin d'évacuer cette humeur. Puis il avait recours ensuite aux toniques et même aux stimulants pour remonter et fortifier l'organisme débilité.

Antiphlogistiques. — Ce traitement qui consistait en des saignées répétées, fut adopté et mis en pratique sur une large échelle par Bouteille. Il n'a eu pour résultat que d'affaiblir les malades déjà débilités, et on peut dire certainement qu'il est plus dangereux que la maladie elle-même. Aussi est-il aujourd'hui complètement banni de la pratique médicale.

Purgatifs. — Les purgatifs ont joui pendant un certain temps d'une grande vogue, surtout en Angleterre où Hamilton les considéra presque comme un traitement spécifique de la chorée. Ce médecin, comme on l'a vu, regardait la constipation comme la cause sinon unique du moins essentielle de la chorée, et logique dans son traitement, il employait contre cette névrose exclusivement les purgatifs. Il ordonnait d'abord les purgatifs doux (huile de ricin, sels de soude et de magnésie, calomel, etc.), puis il s'adressait aux purgatifs drastiques (aloès, jalap, scammonée, etc.).

Cette méthode compte quelques succès relatifs, mais beaucoup d'insuccès et quand une amélioration a paru se faire dans l'intensité des mouvements convulsifs, ce n'a été qu'au prix d'une grande faiblesse due aux spoliations abondantes qu'on faisait subir aux malades. Cette pratique laisse en outre aux malades une grande impressionnabilité des voies digestives. Aussi, la convalescence à la suite de cette méthode est-elle longue et pénible. Pour ces raisons, sans bannir les purgatifs, on doit restreindre leur emploi et ne les prescrire que quand ils sont indiqués par une complication du côté des voies digestives. En tout cas les purgatifs ne devront jamais être employés comme méthode exclusive de traitement.

Anthelminthiques. — On doit en dire autant des anthelminthiques. Ces médicaments ne sont évidemment utiles que dans le cas où la névrose est due à la présence des vers intestinaux dans l'intestin. Alors c'est le meilleur mode de traitement et même le seul efficace. Dans les cas même, si nombreux, où l'on ne peut assigner de cause à la chorée, on peut administrer un anthelminthique comme épreuve et avoir la chance de faire cesser ainsi très-promptement une chorée qui eût résisté à tout autre moyen. M. Bouchut conseille et suit constamment cette pratique.

Contro-stimulants. — L'émétique employé comme contro-stimulant a joui d'une grande vogue et a donné d'incontestables succès. La méthode la plus usitée dans so emploi est celle qui a été préconisée par Gillette, médecin de l'hôpital des Enfants. Il faisait prendre à ses malades par cuillerées à bouche, toutes les heures ou toutes les deux heures, de manière que la tolérance s'établisse, une potion contenant les quantités suivantes de tartre stibié. Premier jour : 0,20 centigr. ; deuxième jour 0,40 centigr. ; troisième jour 0,60 centigr. Puis repos de trois jours. Le septième jour, reprise du tartre stibié à la dose 0,30 centig. ; le lendemain 0,40, le surlendemain 0,60. Puis nouveau repos de trois jours. Ensuite reprise du médicament aux doses de 0,40, 0,50, 0,60 centigr., et ainsi de suite. Il faisait durer le traitement pendant dix-sept jours, et a par ce moyen obtenu des guérisons nombreuses et durables.

Il va sans dire que ce médicament est contre-indiqué toutes les fois que la tolérance ne s'établit pas et que les vomissements sont incessants.

Toniques. — La chorée étant le plus souvent liée à un état d'anémie et de faiblesse générale, il était naturel d'employer les toniques contre cette maladie. Et, en effet, cette médication, soit seule, soit unie aux bains sulfureux et à la gymnastique, a donné de très-bons résultats.

Il sera donc indiqué d'employer les amers, le quinquina et surtout le fer, toutes les fois que la chorée s'accompagnera de souffles vasculaires du cou, de pâleur, d'affaiblissement général.

Excitants. — Dans cette classe, on peut citer comme ayant été employés contre la chorée, les sels de cuivre, l'azotate d'argent, le sulfate de zinc, l'iode et l'iodure de potassium, les préparations de cantharides, etc. Or, ces divers médicaments n'ont pas paru exercer sur la chorée une modification bien favorable.

Trousseau avait fondé de grandes espérances sur le sulfate de strychnine qu'il donnait d'abord à la dose de 0,005^{mm}, et qu'il augmentait jusqu'à production des effets physiologiques de la strychnine : raideurs musculaires, accidents tétaniques, etc. Mais cette médication dangereuse, dans les cas où elle a réussi, n'a pas amené la guérison plus vite que d'autres moyens beaucoup plus inoffensifs. Aussi n'oserions-nous pas y avoir recours contre une affection qui n'est grave que par sa durée, et presque jamais par sa terminaison.

Narcotique. — L'opium, comme sédatif du système nerveux, devait naturellement être employé contre la chorée. M. Trousseau, qui s'en est servi, est arrivé jusqu'à donner 1 gramme dans les vingt-quatre heures. Sans imiter cette pratique hardie, beaucoup de médecins ont eu recours à ce médicament et ont obtenu des guérisons assez rapides. Dans l'emploi de ce médicament, on aura toujours présente à la mémoire la grande susceptibilité des enfants pour les préparations opiacées. On commencera donc le traitement par 0,05 centigrammes, et l'on pourra aller jusqu'à 0,30 centigrammes, en augmentant progressivement. De plus, on aura soin de faire prendre chaque dose en un grand nombre de fois dans la journée, afin qu'il n'y ait jamais une grande quantité du médicament dans l'économie.

Antispasmodiques. — Cette classe a aussi fourni de nombreux médicaments au traitement de la chorée. Dupuytren employait l'infusion de valériane. D'autres ont préconisé le valérianate de zinc, le valérianate de fer, etc. Il faut dire que ces préparations n'ont pas paru exercer sur la marche de la chorée une bien grande efficacité.

Mais nous devons signaler le bromure de potassium, le sédatif par excellence du système nerveux. Ce médicament compte déjà de nombreux succès. Il convient surtout dans les chorées intenses. Pour être efficace, on ne devra pas oublier que cet agent doit être porté rapidement à des doses assez élevées, 5 à 6 grammes par jour; sans cela il échoue constamment.

Les inhalations d'éther et de chloroforme ont aussi été employées pour calmer l'agitation et ramener le sommeil, et même comme moyen curatif de la névrose convulsive. Il faut pousser ces inhalations jusqu'à ce que le malade soit amené dans la résolution et les répéter plusieurs jours de suite, suivant l'effet obtenu. On pourrait craindre, par cette méthode, les accidents qu'on a vus quelquefois survenir chez les patients soumis à l'action du chloroforme, mais ces dangers sont bien moins à redouter chez les enfants que chez les adultes. C'est un point qu'à parfaitement établi M. Bergeron dans sa thèse inaugurale. Mais il est un moyen bien plus sûr d'administrer le chloroforme, c'est de donner du chloral. On sait, en effet, que sous l'influence des alcalins du sang ce médicament se dédouble en partie au chloroforme. On a ainsi l'avantage d'une action lente et prolongée. Et, en effet, ce médicament a paru héroïque pour combattre la violence des mouvements convulsifs de certaines chorées. Mais il ne faut pas oublier que son action peut aller au delà du but, et plonger les malades dans un état de résolution, et même de torpeur vraiment inquiétant. C'est ce qui est arrivé chez la jeune fille qui fait le sujet de l'observation I.

On aura donc soin, dans l'administration de ce médicament, de ne pas forcer la dose, et de ne pas dépasser 3 à 4 grammes chez un enfant de 10 ans, et comme pour l'opium on aura soin de morceler les doses.

Iodiques. — L'iode en nature et l'iodure de potassium ont aussi été vantés contre la chorée, comme des spécifiques. Mais ils sont loin d'avoir une efficacité absolue dans

tous les cas. Ils sont surtout utiles chez les choréiques atteints de la diathèse rhumatismale.

Arsénicaux. — Enfin, je terminerai cette longue énu-
mération par les préparations arsenicales. Gillette, qui
employait l'arséniate de soude dans les chorées rebelles,
commençait par administrer 0,002 millim. de ce médicament et augmentait progressivement sans oser dépasser la
dose de 0,006. Ce médecin nous semble bien trop prudent
dans son emploi, et nous avons vu M. Archambault commencer par 4 ou 6 millim., et s'élever progressivement
jusqu'à la dose de 20 millim. sans qu'on ait vu survenir
aucun accident. Suivant ce praticien distingué, ce serait
même la médication la plus sûre et la plus constante dans
ses résultats, et sans être exclusif, il n'hésite pas à lui
donner la supériorité sur toutes les autres.

— En résumé, si l'on est consulté au début de la chorée,
quand elle est pour ainsi dire à l'état aigu, on pourra faire
appliquer des ventouses sèches sur la colonne vertébrale.
Puis on songera à l'indication causale (constipation, vers
intestinaux, etc.) ; enfin on emploiera le chloral ou le bromure de potassium pour calmer l'agitation quand elle est
trop considérable, et l'on achèvera la guérison par l'emploi
simultané de l'arséniate de soude, des bains sulfureux et
des exercices gymnastiques.

OBSERVATIONS.

Nous avons classé nos observations d'après leur étiologie.
et à ce point de vue nous avons établi deux grandes divi-
sions : chorées rhumatismales et chorées non rhumatismales. Nous avons ainsi voulu établir, contrairement aux
idées de M. Roger, que ces dernières existent réellement et
que quelques-unes même ont des causes parfaitement sai-
sissables en dehors de toute diathèse rhumatismale.

Chorées non rhumatismales.

OBS. I. — Chorée généralisée très-intense survenue à la suite d'une vive contrariété,

Jacquet (Reine), âgée de 13 ans, est entrée le 5 février 1876, à l'hôpital des Enfants-Malades, salle Sainte-Geneviève, n° 15 (service de M. Archambault. Cette jeune fille n'a aucun antécédent dans sa famille, rhumatismal ou autre ; le père et la mère sont bien portants. La jeune fille elle-même n'a jamais eu de rhumatisme articulaire et s'est toujours bien portée jusqu'à dimanche, jour où elle a pris froid ; le lendemain, elle était complètement remise et avait repris son travail. Le soir, elle éprouva une vive contrariété. La nuit, elle fut très-agitée et empêcha de dormir ses sœurs avec lesquelles elle couchait. Le lendemain matin, mardi, ses parents s'aperçurent qu'elle avait le bras et la jambe gauches constamment en mouvement. C'est depuis hier seulement que se sont pris successivement les muscles du cou, de la face, de l'œil et même de la langue, car elle a de la difficulté à parler. Rien au cœur.

9 février. Les mouvements choréiques sont plus intenses et plus généralisés. Non-seulement la malade a de la difficulté à parler, mais aussi à boire et à manger, ce qui indique que les muscles du pharynx sont envahis. On lui donne 4 grammes de bromure de potassium et 2 gr. de chloral.

Le 15. On a porté le bromure de potassium et le chloral à 4 gr. Ce traitement énergique n'a pas amené d'amélioration sensible et n'a eu pour résultat que de donner à la malade une gastralgie assez vive. On supprime le bromure de potassium et on prescrit l'arséniate de soude d'abord à la dose de 4 mm., qu'on augmentera progressivement ; de plus, on continue le chloral, mais seulement à la dose de 2 gr. et en lavement pour éviter la gastralgie.

Le 17. La maladie fait des progrès. Loin de diminuer les mouvements sont plus violents et plus généralisés. Les bras et les jambes sont agités de mouvements convulsifs et portés en tous sens. Ils sont tellement intenses que la malade ne peut se lever. Les muscles de la face sont le siége de contractions rapides et énergiques, qui donnent à la physionomie les expressions les plus variées et dont la succession est si rapide qu'elles échappent à toute description. Les muscles de la langue, les masséters se contractent aussi violemment et provoquent une salivation abondante. La malade ne peut articuler aucune parole, et c'est à peine, tant les mouvements sont violents et rapides, si elle peut faire voir par signes qu'elle comprend ce qu'on lui dit.

On reprend le chloral et le bromure de potassium aux doses de 6 grammes.

Le 19. Cette nuit, son lavement de chloral l'a fait dormir jusqu'à 1 h. du matin. Ce matin à la visite, elle n'a presque plus de mouvements et est dans un état d'affaissement assez marqué. Continuation des mêmes médicaments aux mêmes doses.

Le 20. La malade est plongée dans une profonde résolution, interrompue seulement par quelques contractions involontaires qui n'ont pas complètement disparu. Les pupilles sont dilatées. Continuation du traitement.

Le 22, matin. La malade est dans le même état de résolution ; les lèvres et la langue sont fuligineuses ; elle ne peut ni parler ni même montrer la langue.

Soir. La résolution est moindre; mais les mouvements choréiques ont reparu, beaucoup moins intenses toutefois qu'avant le traitement.

Le 23. La malade est dans un état de torpeur véritablement inquiétant. Les yeux sont à demi-fermés ; les traits sont tirés ; le visage présente l'aspect typhique le plus prononcé, mais il n'y a pas de fièvre.

Les mouvements choréiques sont à peu près nuls ; ils sont bornés à quelques grimaces et à quelques soubresauts des membres revenant à intervalles assez éloignés.

En dehors de ces mouvements, les membres sont en résolution et retombent inertes lorsqu'on les soulève. La sensibilité est presque éteinte. La malade n'est pas allée à la garde-robe depuis plusieurs jours.

En présence de cette dépression considérable, on supprime le chloral et le bromure et on prescrit à la malade 30 gr. d'huile de ricin, on l'alimente avec 1 litre de lait par jour et des potages ; car elle ne peut prendre aucune nourriture solide.

Le soir, la résolution est moins complète. Les membres et le visage sont le siége de quelques contractions musculaires. La respiration est encore lente, la sensibilité obtuse.

Le 24. Le mieux persiste ; mais les membres sont toujours en résolution et n'exécutent que de légers mouvements convulsifs. Si on soulève le bras, elle ne peut le maintenir et il retombe inerte. Mais si on la presse et qu'on lui dise de le porter à sa tête, elle peut le soulever et le jette par un mouvement brusque et désordonné sur son oreiller. La sensibilité est revenue, car si on la pince on provoque des mouvements. Si les muscles du visage et des membres ont été à peu prè abandonnés par la maladie convulsive, il n'en est pas de même des masséters, où la névrose est pour ainsi dire réfugiée. Ces muscles, en effet, sont comme contracturés, tant sont rapides et énergiques les contractions choréiques ; c'est un véritable trismus dépendant de la chorée, mais analogue à celui du tétanos ; de sorte, que la malade ne peut ouvrir la bouche et ne peut pas plus manger que lorsqu'elle était en résolution complète. Une salive abondante provoquée par ces contractions s'écoule de la bouche.

En examinant la malade, on s'aperçoit d'une large ecchymose sur la fesse gauche avec plaques noirâtres, ressemblant à de la gangrène commençante, qui est le résultat d'une contusion que la malade s'est faite pendant la violence des mouvements.

Le 26. Les mouvements choréiques sont revenus aussi violents et aussi désordonnés ; la tête même est plus agitée qu'avant cet état de torpeur par lequel elle vient de passer sous l'influence du chloral. Les orbiculaires, les moteurs oculaires, les releveurs de la lèvre supérieure, les élévateurs de la mâchoire et le génio-glosse sont le siége de contractions énergiques. En même temps, la tête s'incline en avant, en arrière, à droite et à gauche, et la malade pousse des cris. Les membres supérieurs sont le siége des mouvements les plus divers ; tantôt relevés vers la tête, puis rejetés sur les côtés du tronc ou bien en dehors du lit. La malade a toujours beaucoup de difficulté à manger et ne peut prendre que 3 à 400 grammes de lait par jour. L'ecchymose s'est transformée en eschare noire et sèche.

4 mars. Les convulsions sont un peu moins intenses ; la malade peut répondre par monosyllabes aux questions qu'on lui adresse. L'eschare commence à se détacher.

Le 13. La malade va beaucoup mieux ; les mouvements choréiques sont beaucoup moins marqués. Elle mange mieux, commence à parler à voix haute mais d'une manière saccadée.

Le 23. L'eschare est complètement détachée, mais la plaie est pâle et les bourgeons charnus languissants.

Le 26. Les mouvements choréiques vont toujours en diminuant et ne consistent plus qu'en de légers tressaillements. L'eschare est moins blafarde ; la mine revient.

Toutefois, soit paresse volontaire, soit faiblesse réelle des muscles elle continue à faire sous elle.

Guérin.   4

1ᵉʳ avril. Les contractions involontaires ont presque complètement disparu et la malade peut diriger ses mouvements. L'appétit est excellent ; la voix est revenue. L'eschare se rétrécit de plus en plus.

Le 7. Plus le moindre mouvement choréique ; la malade peut se servir de ses membres.

Le 8. La malade se lève pour la première fois. La chorée a tout à fait disparu. L'eschare est presque cicatrisée, et l'on peut considérer la jeune fille comme guérie.

Cette observation est intéressante à plus d'un titre et mérite de nous arrêter. C'est d'abord la cause qui, dans ce cas, est très-nette et tout à fait probante. Le soir la malade éprouve une vive contrariété, la nuit même apparaissent les mouvements choréiques. Et ici il n'y a pas à invoquer de diathèse rhumatismale, puisqu'on n'en trouve aucune trace ni chez ses parents ni chez elle. L'action de l'émotion morale est donc bien évidente. Nous devons signaler aussi dans cette observation la violence des convulsions ; il est rare en effet de rencontrer des chorées d'une telle intensité. Ce qu'il y a surtout de remarquable, c'est l'influence du traitement énergique employé. Ce traitement a bien étouffé pour ainsi dire les symptômes, mais il n'a eu aucune prise sur la maladie elle-même, car elle est revenue aussi forte et aussi violente dès qu'on a cessé les médicaments. Nous ne devons pas oublier non plus la torpeur extrême dans laquelle la malade a été plongée, et qui est arrivée à un degré vraiment effrayant. Aussi, tout en reconnaissant l'efficacité du chloral et du bromure pour calmer la violence des convulsions, nous n'oserions pousser les doses aussi loin. Nous préférerions donner ces médicaments à la dose de 2 grammes et les continuer plus longtemps. Nous n'espérons pas par cette méthode juguler la maladie, et peut-être pas même diminuer sa durée, mais nous aurions calmé l'agitation et mis la malade en état d'arriver à la période de déclin de la maladie sans danger. De la sorte il eût probablement aussi été possible d'éviter l'accident qui est arrivé et dont les suites ont duré plus longtemps que la névrose elle-même, nous voulons parler de la contusion. Il est heureux encore que cette contusion ait porté sur la fesse, car on conçoit combien il eût été désagréable pour la jeune fille si elle eût porté sur le visage. Aussi en présence de chorées aussi violentes que celle que nous avons rapportée, devra-t-on se mettre en garde contre un pareil accident et garnir les bois du lit ou même enfermer le malade dans une camisole.

Obs. II. — Chorée survenue à la suite d'une vive frayeur. Récidive pour la même cause.

Hernois (Marie), âgée de 14 ans, est entrée le 5 décembre, au n° 19 de la salle Sainte-Catherine (service de M. Bouchut). Cette jeune fille est réglée depuis un an. A l'âge de 8 ans, elle a déjà été atteinte de chorée survenue à la suite d'une vive frayeur. Elle s'était toujours bien portée depuis ce temps. Il y a un mois, elle eut une nouvelle frayeur à la suite de laquelle elle fut prise de légers mouvements dans le côté droit du corps et de bégaiement. C'est pour cela qu'elle est entrée à l'hôpital.

Etat actuel. — Le bras droit et la jambe droite sont le siége de mouvements choréiques, mais assez légers pour que la malade puisse marcher et se servir de sa main. Léger bégaiement. Pas de trouble de sensibilité. Rien au cœur. On lui donne 3 grammes de chloral par jour.

15 décembre. Il y a une notable amélioration dans les mouvements et le bégaiement.

Le 21. Le bégaiement a presque disparu; les mouvements choréiques sont beaucoup moindres.

Le 27. La malade n'est pas encore guérie complètement.

14 février. La chorée ne consiste plus qu'en de légers tressaillements des membres. La malade ne bégaie plus. On lui donne 5 mm. d'arséniate de soude pour compléter la guérison.

Obs. III. — Chorée légère qu'on ne peut attribuer qu'à une deuxième dentition difficile et laborieuse.

Haupert (Marie), âgée de 8 ans, entrée le 27 avril 1876 au n° 56 de la salle Sainte-Catherine, à l'hôpital des Enfants-Malades (service de M. Bouchut).

Elle a eu des convulsions à l'âge de 6 ans, un peu plus tard la rougeole ; jamais de douleurs dans les jointures, ni autres maladies. En ce moment, elle fait des dents d'une façon irrégulière ; les gencives sont rouges et gonflées.

Depuis un mois, sans cause appréciable, elle a été prise de mouvements convulsifs involontaires dans tout le côté gauche du corps. Les contractions assez légères consistent en de légers mouvements du bras gauche. La marche est traînante et peu sûre. Il n'y a rien au cœur qui bat très-régulièrement. Pas de mal de tête, pas d'hyperesthésie ni d'anesthésie. La force musculaire de la main gauche est un peu diminuée. On lui ordonne les bains sulfureux.

2 mai. Les mouvements choréiques sont beaucoup moins prononcés et ne consistent qu'en de légers tressaillements. On ordonne le bromure de zinc à la dose de 0,50 cent.

Le 9. Les mouvements ont complètement disparu. On continue cependant le bromure.

Le 20. La malade se sert très-bien de ses deux mains, quoiqu'il reste un peu de faiblesse dans le bras gauche. Elle marche très-bien, sans boiter, a bon appétit et peut être considérée comme guérie. On a supprimé le bromure.

Obs. IV. — Chorée légère surveeue sans cause appréciable.

Gohin (Emélie), âgée de 6 ans, est entrée le 25 avril 1876 à l'hôpital des Enfants-Malades, au n° 28 de la salle Sainte-Catherine (service de M. Bouchut).

A l'âge de 2 ans, cette petite fille a eu des convulsions ; à 3 ans la rougeole ; à 5 ans la petite vérole. Elle n'a jamais eu de rhumatisme articulaire. Il y a huit jours, sans qu'on puisse trouver aucune cause, elle a été prise de mouvements choréiques dans le côté droit du corps. Le bras droit collé contre le tronc, comme paralysé, est tourné en pronation forcée. De temps en temps il exécute quelques mouvements involontaires qui exagèrent cette position. La marche est un peu altérée, et la jambe droite traîne un peu. La main droite est un peu plus faible que la gauche. Il n'y a aucune modification de la sensibilité. Pas d'altération des bruits cardiaques. On ordonne les bains sulfureux, un par jour.

2 mai. Les mouvements choréiques sont moins prononcés. On lui donne le bromure de zinc à dose de 0,50 cent.

Le 9. La chorée a beaucoup diminué. L'enfant peut se servir de sa main droite pour manger, ce qui lui était impossible avant son entrée.

Le 15. La chorée qui avait rapidement diminué les premiers jours de son séjour à l'hôpital, semble maintenant rester stationnaire. Le bras droit est toujours collé le long du corps en pronation et exécute des mouvements assez fréquents. La marche est toujours hésitante.

Le 20. Il y a certainement de l'amélioration, mais pas aussi prononcée qu'on était en droit de l'espérer. On a cessé le bromure de zinc depuis cinq jours, et l'on est revenu aux bains sulfureux.

OBSERVATION V.

Buton (Joséphine), âgée de 16 ans, est entrée le 28 février 1876, au n° 20 de la salle Sainte-Mathilde, hôpital Lariboisière (service de M. Raynaud).

Cette jeune fille est réglée depuis un an et ses règles ont été régulières. Elle n'a jamais eu de rhumatisme articulaire, non plus que ses parents. A l'âge de 6 ans elle a déjà eu la chorée ; mais elle ne dura pas longtemps. Depuis elle n'a pas eu d'autre maladie. Mais elle est frêle, délicate. Elle a souvent des palpitations, des étouffements, une sensation de boule qui lui monte à la gorge et l'étrangle, et souvent des névralgies. Elle n'a jamais eu d'attaques convulsives, mais présente, comme on voit, les symptômes d'une hystérie bénigne. Depuis quinze jours environ, sans aucune cause appréciable, elle a été reprise de mouvements involontaires et désordonnés dans le bras gauche d'abord, puis la jambe du même côté. Elle faisait aussi quelques grimaces. La chorée n'a pas tardé à envahir les deux côtés.

Etat actuel. — Mouvements choréiques occupant les muscles des membres et de la face, mais assez légers. Anesthésie relative à gauche. Rien au cœur.

M. Reynaud la traite par la méthode de Gilette, et le traitement est commencé le 2 mars par 20 cent. de tartre stibié.

5 mars. Le médicament n'a pas été très-bien supporté ; la malade a vomi plusieurs fois; il n'a pas non plus produit d'amélioration.

Le 14. On a recommencé le 11 par 30 cent. L'émétique n'a pas encore été bien toléré et l'amélioration est douteuse.

Le 20. Traitement repris le 18 par 40 cent. Les mouvements ont diminué.

Le 20. Le traitement a été continué par 40, 50, 60 centigr. Les mouvements choréiques sont certainement moins forts qu'à son entrée, mais il faut observer qu'il y a plus de deux mois que la maladie dure. On cesse le tartre stibié et on ordonne les douches froides.

Le 10. Il n'y a presque plus de mouvements. Elle paraît en bonne santé.

Obs. VI. — Chorée très-intense sans cause appréciable. Rien au cœur.
Pas de rhumatisme.

Faidherbe (Céline), âgée de 13 ans, est entrée à l'hôpital le 9 mai 1876, salle Sainte-Geneviève, n° 15 (service de M. Archambault). Cette petite fille n'a aucun antécédent rhumatismal ni chez elle, ni dans sa famille; elle n'a pas eu de chorée antérieure. Les mouvements choréiques ont commencé il y a seulement huit jours, mais il y a bien un mois qu'elle a le caractère bizarre, qu'elle rit ou pleure sans motif. Elle n'a pas eu de contrariété, pas de frayeur. Elle est habituellement constipée.

Il y a huit jours donc, sans aucune cause appréciable, elle a commencé à avoir des mouvements involontaires, qui occupant d'abord les membres supérieurs, n'ont pas tardé à envahir les membres inférieurs. Aujourd'hui, 10 mai, les contractions sont assez intenses et presque généralisées. Les bras, et surtout les mains sont constamment en mouvement; l'épaule gauche est fréquemment projetée en avant. Les muscles du cou sont aussi le siége de contractions assez vives, qui portent la tête dans tous les sens. Le tronc est souvent soulevé et porté en avant comme dans l'hystérie libidineuse. Il n'y a presque pas de mouvements de la face. Quand la malade est couchée, les membres inférieurs n'exécutent que de légers soubresauts, mais le désordre de la motilité s'exagère beaucoup quand on fait lever la malade. Elle ne peut marcher qu'en sautillant, et tombe souvent. Les mouvements convulsifs deviennent beaucoup plus intenses quand la malade s'aperçoit qu'elle est l'objet de l'attention du médecin.

La sensibilité a subi de profondes atteintes en divers endroits. Ainsi elle est complètement abolie dans la région du cou, où en pinçant fortement la peau, on ne provoque aucune douleur. De même elle est très-diminuée aux avant-bras et aux membres inférieurs, mais surtout du côté gauche. Il n'y a rien au cœur. On prescrit : arséniate de soude 4 min.

12 mai. Les mouvements choréiques du tronc et des membres sont beaucoup plus intenses. La force musculaire est considérablement affaiblie.

Le 15. On peut constater une amélioration très-notable. Les mouvements du tronc surtout sont considérablement diminués. La sensibilité très-affaiblie du côté gauche de la face est complètement abolie du côté droit, où l'on ne peut pincer très-fortement l'oreille sans provoquer de douleur, sans même que la malade ait conscience qu'on la touche. A l'avant-bras droit on peut constater un point limité, complètement insensible, et perdu pour ainsi dire, au milieu de parties qui ont conservé toute leur sensibilité. Arséniate de soude 12 mm.

Le 17. La diminution des mouvements choréiques fait tous les jours des progrès.

Le 18. La malade peut se promener dans la salle sans tomber ; mais la marche est encore loin d'être assurée.

Le 20. Au repos, il n'y a plus que quelques mouvements du tronc et des membres ; la marche est encore difficile.

Chorées rhumatismales.

Ce titre demande une explication. En effet, plusieurs auteurs, et parmi eux M. Roger, regardent comme rhumatismales non-seulement les chorées qui ont été précédées ou qui s'accompagnent d'attaques rhumatismales articulaires, mais encore celles qui sont précédées, accompagnées ou suivies de lésions cardiaques sans manifestations articulaires. Nous voulons bien faire dépendre toutes ces chorées de la diathèse rhumatismale, mais alors il faut établir les deux catégories suivantes : chorées rhumatismales proprement dites, et chorées cardiaques.

Chorées rhumatismales.

Obs. VII. — Chorée précédée de rhumatisme articulaire. Essai négatif des pulvérisations d'éther.

Vibrac-(Marin), âgé de 14 ans, est entré le 21 mars au n° 17 ¡de la salle Saint-Louis, à l'hôpital des Enfants (service de M. Archambault).

Ce malade a eu d'abord des douleurs articulaires avec rougeur et gonflement. Sa mère aussi est rhumatisante. La chorée a débuté aussitôt après la disparition des douleurs, il y a deux mois. D'abord légère, elle est allée en augmentant, et depuis un mois le malade est beaucoup plus agité.

Etat actuel. — Mouvements choréiques occupant les membres supérieurs et inférieurs, assez intenses pour empêcher le malade de marcher et de se servir de ses mains. Le côté droit qui a été envahi le premier est le plus agité. Les muscles du tronc sont le siége de contractions assez vives et le bassin exécute des mouvements assez fréquents de projection en avant. La force musculaire est sensiblement affaiblie du côté droit. La sensibilité paraît normale sur tous les points. Il n'y a pas de souffles cardiaques, mais les battements sont très-sourds, sans matité à la région précordiale.

22 mars. Les mouvements sont sensiblement diminués et le malade est plus calme qu'hier. On prescrit de faire des pulvérisations d'éther deux fois par jour sur la colonne vertébrale.

Le 23. Les mouvements sont plus marqués. Le malade est constipé.. Lavement simple.

Le 24. Le malade va mieux et est beaucoup plus tranquille, cependant les mouvements du tronc sont encore assez marqués.

Le 29. Pas de modification notable.

2 avril. Les mouvements ne diminuent pas sensiblement. On cesse les pulvérisations et on ordonne l'arséniate de soude à la dose de 0,006 mm.

Le 14. On peut constater une amélioration sensible dans l'intensité des mouvements.

Le 26. Les mouvements ont presque disparu et ne consistent plus qu'en de légers tressaillements dans les membres et le visage.

Le 30. L'enfant se lève, et, à part quelques légères contractions survenant de temps à autre, peut être considéré comme guéri.

OBS. VIII. — Chorée précédée de rhumatisme articulaire. Rien au cœur.

Bockler Camille, âgé de 12 ans, est entré le 4 avril 1876, au n° 18 de la salle Saint-Louis, à l'hôpital des Enfants (service de M. Archambault).

Ce malade a eu des douleurs articulaires dans les pieds, avec gonflement, il y a deux mois. Cette attaque a duré quinze jours. Il y a trois semaines, sans cause appréciable, il a été pris de mouvements involontaires qui ont débuté par la main gauche.

Etat actuel. — Les mouvements choréiques occupent les deux bras, mais surtout le gauche; la jambe gauche seule est agitée. Le visage est le siége de quelques grimaces passagères. La force musculaire ainsi que la sensibilité paraissent affaiblies du côté gauche. L'examen du cœur est négatif. Dans les vaisseaux du cou du côté droit seulement, on peut entendre un gros souffle continu avec redoublements, un véritable bruit de diable.

6 avril. Les mouvements choréiques sont plus marqués que les jours précédents, mais le malade s'est levé hier.

Pour tout traitement, on lui fait garder le repos absolu.

Le 11. Le malade est plus calme depuis qu'il ne se lève plus.

Le 15. Les membres n'exécutent plus que de légers mouvements; par contre, les grimaces du visage sont plus marquées et plus fréquentes.

Le 19. Il n'y a pas de modification sensible. On soumet le malade à l'arséniate de soude en commençant par 0,004 mm.

Le 20. La diminution des mouvements persiste.

Le 27. Ce matin, le malade qui est debout exécute des mouvements assez marqués du bras gauche; il marche en traînant la jambe; les grimaces sont fréquentes. Il semble y avoir eu une sorte de recrudescence dans la maladie.

Le 30. Le calme est revenu. On continue l'arséniate de soude qui est pris à la dose de 0,012 mm.

12 mai. Les mouvements diminuent beaucoup. Le malade peut courir et se servir de ses deux mains.

Le 20. L'enfant n'a plus que de la faiblesse musculaire du côté gauche, mais plus aucun mouvement.

OBS. IX. — Chorée précédée de rhumatisme articulaire. Symptôme d'hystérie. Scarlatine intercurrente.

Guérin (Eugénie), âgée de 10 ans, est entrée le 10 avril au n° 53 de la salle Sainte-Catherine, à l'hôpital des Enfants (service de M. Bouchut).

Cette jeune fille a été atteinte de douleurs articulaires il y a deux ans, de rougeole il y a quatre ans. Depuis plusieurs mois elle est sujette à des accès d'étouffement qui reviennent plusieurs fois par jour, durent depuis cinq minutes jusqu'à un quart d'heure, et qui sont caractérisés par une sensation d'angoisse thoracique avec cyanose, respiration précipitée, sans perte de connaissance. Ces accidents ont disparu il y a huit jours mais ont été remplacés par des mouvements involontaires dans les membres inférieurs et une sorte de tremblement aux mains. Pour marcher elle saute deux fois sur chaque pied avant de porter l'autre en avant en suivant un rhythme assez régulier. Il y a une diminution notable de la sensibilité à gauche. L'auscultation du cœur est normale.

Le 15. L'état de la malade est à peu près le même. On lui prescrit 10 gr. de kousso pendant trois jours de suite.

Le 18. La malade n'a pas rendu de vers. Cependant elle est moins agitée. Les mouvements involontaires des mains ont disparu ; la marche est beaucoup plus facile et plus sûre. Mais la malade assure qu'à certains moments l'agitation et les contractions choréiques reparaissent.

Le 25. La malade va beaucoup mieux. Elle ne remue presque plus.

Le 27. Le matin on trouve la malade avec une fièvre assez vive : 39°.

Le 28. La peau est recouverte d'une éruption rouge vif, uniforme. L'enfant a mal à la gorge. Nous sommes en présence d'une scarlatine. Température 41°. Les mouvements choréiques ont complètement disparu.

Le 29. T. 40°,1.

Le 30. T. 39°.

1er mai. T. 38°,2. L'éruption commence à pâlir.

Le 2. T. 38°.

Le 3. T. 38°. L'épiderme se desquame au cou et sur la face.

Le 10. La malade n'a plus aucune fièvre. La desquamation continue. Les mouvements n'ont pas reparu.

Obs. X. — Chorée précédée de rhumatisme articulaire. Rien au cœur.

Brunel (Hermance), âgée de 13 ans, est entrée le 6 mars 1876 à l'hôpital des Enfants, salle Sainte-Catherine, n° 57 (service de M. Bouchut).

Cette jeune fille a eu des douleurs articulaires il y a une vingtaine de jours. Il y a quinze jours que, sans cause connue, elle a été prise de mouvements choréiques dans tout le côté droit du corps. Ces mouvements sont assez légers et ne l'empêchent pas de se servir de ses mains ou de marcher. L'auscultation du cœur ne révèle rien d'anormal. La sensibilité est normale. On lui donne 3 gr. de chloral par jour.

2 avril. Il y a plutôt augmentation que diminution des mouvements.

Le 11. On note aujourd'hui une grande amélioration. La malade va et vient et n'a plus que de légers mouvements qui reviennent à de rares intervalles.

Le 15. La malade est guérie et doit sortir de l'hôpital.

OBS. XI. — Chorée précédée de rhumatisme. Rien au cœur.

Mousset (Berthe), âgée de 14 ans, est entrée le 21 avril à l'hôpital des Enfants, salle Sainte-Catherine, n° 59 (service de M. Bouchut).

Cette jeune fille a été atteinte d'une attaque de rhumatisme articulaire, ayant occupé les pieds et les poignets et qui a duré trois semaines. Elle était en convalescence depuis un mois, quand elle a été prise de chorée. La maladie a envahi le bras gauche, puis la jambe du même côté et jusqu'à aujourd'hui, elle est restée bornée à ce côté. Le visage est intact, sauf que l'œil gauche se ferme de temps en temps d'une manière spasmodique.

Il y a de l'hyperesthésie limitée au côté gauche du corps et du visage. On peut aussi provoquer une douleur assez vive en pressant sur la région lombaire. Le bras exécute des mouvements assez étendus. La jambe gauche traîne en marchant. Il n'y a rien au cœur. Bains sulfureux.

2 mai. Il y a une amélioration notable. Le bras n'exécute que de légers mouvements ; il est dans la pronation. La malade marche bien. Bromure de zinc, à la dose de 50 cent.

Le 9. Les mouvements choréiques diminuent de plus en plus. Continuation du traitement.

Le 10. Les contractions involontaires sont très-légères et très-rares. La malade peut marcher et se servir de ses mains. Il ne lui reste qu'un peu de faiblesse.

Le 20. L'enfant est complètement guérie de sa chorée.

OBS. XII. — Chorée précédée de rhumatisme musculaire. Souffle systolique.

Chapuy (Eugénie), âgée de 9 ans, est entrée le 13 avril 1876 au n° 54 de la salle Sainte-Catherine, à l'hôpital des Enfants (service de M. Bouchut).

Cette petite fille a commencé à être maladroite de ses mains il y a quinze jours. Mais, comme il arrive souvent, le début de la maladie a échappé à la mère, et il n'y a que huit jours que celle-ci s'est aperçue que sa fille était malade.

Les mouvements choréiques ont augmenté d'intensité, et la malade a bientôt été dans l'impossibilité de marcher sans tomber. Auparavant, elle avait eu des douleurs articulaires du bras et de la jambe gauche, douleurs qui ont gagné le côté droit. Les mouvements choréiques aussi ont commencé par le côté gauche et ont envahi ensuite l'autre moitié du corps.

Etat actuel. — Mouvements choréiques très-prononcés des membres supérieurs et inférieurs, plus prononcés à gauche. Le visage est le siége de quelques contractions. La tête est inclinée tantôt en avant, en arrière, d'un côté ou l'autre. On ne trouve aucune altération de sensibilité. La malade est constipée depuis quelques jours. L'auscultation du cœur révèle un léger bruit de souffle au premier temps et à la pointe. On lui prescrit 10 grammes de kousso trois jours de suite.

20 avril. La malade n'a pas rendu de vers ; les mouvements sont aussi prononcés. Le souffle cardiaque a plutôt augmenté d'intensité. Chloral, 3 grammes.

Le 25. On continue toujours le chloral. Aussi presque tous les matins trouve-t-on la malade endormie. Mais la sœur dit que dans la journée elle a encore des mouvements.

2 mai. Les mouvements ont beaucoup diminué ; mais la malade ne se lève pas encore.

Le 9. La malade se lève pour la première fois ; sa marche est hésitante, mais elle paraît tenir plutôt à de la faiblesse qu'aux contractions désordonnées des muscles. On cesse le chloral.

Le 20. La malade ne remue plus du tout et est complètement guérie de sa chorée. Le souffle cardiaque persiste.

Obs. XIII. — Chorée rhumatismale. Souffle systolique.

Parmentier (Auguste), âgé de 13 ans, entre le 29 février à l'hôpital salle Saint-Louis, n° 17 (service de M. Archambault). A eu, il y a un an, des douleurs avec gonflement dans les articulations du pied. Il y a quinze jours que la chorée a débuté par la main gauche, puis la jambe du même côté et le visage. Le côté droit est resté presque indemne. A son entrée, on constate outre les mouvements choréiques qui ne sont pas très-intenses, un souffle au premier temps et à la pointe. Il a aussi de l'anesthésie relative très-appréciable du côté gauche. Enfin il est constipé. (Limonade purgative.) On le soumet au traitement par l'arséniate de soude en commençant par 4 mm. en trois fois.

6 mars. On peut déjà constater une amélioration notable.

Le 25. Le malade a encore quelques mouvements du bras gauche; mais il ne peut s'en servir et se lève toute la journée.

11 avril. La chorée diminue de plus en plus.

Le 14. Tout mouvement involontaire a disparu. On cesse l'arséniate de soude qu'il prenait à la dose de 20 millig.

Le 20. La maladie n'est pas revenue et le jeune garçon doit quitter l'hôpital.

Chorées cardiaques.

M. Roger désigne ainsi les chorées qui sont précédées, accompagnées ou suivies d'affections organiques du cœur, sans attaques rhumatismales articulaires. Il admet, avec M. Sée, que ces chorées sont une manifestation de la diathèse rhumatique. Tantôt la chorée précède l'affection cardiaque, comme dans l'observation 14 ; tantôt, au contraire, la lésion du cœur s'est développée la première, comme dans l'observation 15 ; tantôt enfin, il est impossible de savoir laquelle des deux manifestations rhumatismales s'est développée la première, comme dans l'observation 16.

Obs. XIV. — Chorée dans le cours de laquelle s'est développée une affection cardiaque. Pneumonie et coqueluche intercurrente.

Benoît (Catherine), âgée de 5 ans, est entrée le 7 mars 1876, au n° 5 de la salle Saint-Geneviève, à l'hôpital des Enfants (service de M. Archambault).

L'enfant est à Paris depuis un an seulement. A son arrivée elle a eu un peu de fièvre pendant quelque temps. Depuis, elle a eu la rougeole il y a quinze jours et ne s'en est relevée qu'il y a huit jours. C'est à ce moment qu'elle a commencé à avoir des mouvements choréiques. Le côté droit a été pris le premier, le gauche deux jours après.

Etat actuel. — Légers mouvements choréiques occupant les quatre membres, les muscles de la face et du cou. L'auscultation du cœur ne révèle rien d'anormal. La malade tousse un peu et est constipée.

13 mars. Les mouvements sont plus prononcés. Ils portent surtout sur le membre supérieur droit, avec lequel la malade ne peut saisir

aucun objet un peu volumineux, et sur le bassin qui éxécute des mouvements de projection et en arrière.

L'auscultation du cœur qui le premier jour n'avait fourni que des résultats négatifs, révèle aujourd'hui un léger souffle au premier temps et à la pointe. On prescrit l'arséniate de soude en commençant par 4 millig.

Le 17. Le souffle cardiaque existe toujours. Pas de modification des mouvements choréiques.

Le 22. La malade a toussé cette nuit ; elle est abattue. A l'auscultation des poumons, on entend dans un point limité en bas, en arrière et à gauche du souffle et des râles crépitants. Pouls 180. T. 39º,2. Respiration 36.

Le 23. On n'entend plus de souffle, mais seulement quelques râles. P. 150. T. 39º,2. R. 54.

Les mouvements choréiques ne sont pas exagérés par la complication pulmonaire fébrile. Le mieux qu'on a noté avant son apparition persiste.

Soir, 39º,4.

Le 24. P. 144. T. 38º,5. R. 36. Le souffle est revenu à la base du poumon gauche.

Le 25. T. 38,9. La respiration s'entend mieux. Il n'y a plus de souffle ni de râles, mais le murmure vésiculaire est un peu affaibli. La malade a des quintes de coqueluche.

Le 26. T. 38º,5. La respiration est toujours plus faible du côté gauche. On entend un peu de souffle sous l'angle de l'omoplate du même côté.

Les mouvements choréiques ont notablement diminué. Du côté droit où la chorée était le plus marquée, elle peut maintenant tenir ce qu'on lui met dans la main. Les mouvements du tronc, moindres il est vrai, n'ont pas éprouvé la même amélioration.

Le 27. T. 38º. P. 138. R. 30. La respiration est presque normale sauf quelques râles sibilants des deux côtés. Les mouvements choréiques diminuent de plus en plus. Le souffle cardiaque n'a pas subi de modification.

Le 28. T. 38º. P. 132. R. 36. Le souffle paraît plus accentué. Les quintes de coqueluche continuent. On prescrit le sirop de benjoin à la dose de cinq cuillerées à café.

Le 29. T. 38º. P. 144. R. 36.

Le 30. T. 37,6.

Le 31. T. 37,5. La malade a eu cinq quintes depuis hier ; mais elles sont peu accentuées et la reprise manque souvent. La chorée reste stationnaire.

1er avril. 37,5.

Le 3. La malade va beaucoup mieux. Les mouvements choréiques sont peu marqués. Elle n'a plus que trois quintes dans les vingt-quatre heures.

Le 4. Les mouvements sont disparus complètement, mais les jambes sont inertes et ne peuvent supporter la malade. On ordonne de la faire marcher et de l'électriser.

Le 15. La malade commence à se tenir sur ses jambes. Elle a bon appétit, ne tousse plus et peut être considérée comme guérie.

Nous devons faire remarquer, à propos de cette observation, que la fièvre due à l'inflammation pulmonaire, contrairement à la loi posée par M. Sée, n'a pas exagéré les convulsions de la chorée.

A un autre point de vue, il est bon de signaler combien vite chez les enfants, comme cela a eu lieu chez Marie, se font et se défont les congestions pulmonaires. Du jour au lendemain une congestion, produisant un souffle à l'auscultation, peut disparaître, et avec elle le souffle. Chez cet enfant, nous avons d'abord eu affaire à une congestion pulmonaire qui, après être parue et disparue, a fini par engendrer une véritable pneumonie. Enfin, nous signalerons en troisième lieu la parésie des membres inférieurs qu'a laissée la chorée, et qui n'a disparu que quinze jours après la cessation de toute contraction sous l'influence de l'électricité.

Obs. XV. — Chorée précédée d'insuffisance mitrale.

Serpelet (Louise), âgée de 9 ans, est entrée le 6 décembre 1875 au n° 54 de la salle Sainte-Catherine, à l'hôpital des Enfants (service de M. Bouchut).

Cette petite fille est atteinte depuis trois mois d'une hémichorée gauche survenue sans cause appréciable, sans rhumatisme antérieur. L'auscultation du cœur révèle un souffle très-fort au premier temps et à la pointe, et qui doit dater de longtemps. On lui prescrit 3 gr. de chloral.

Le 15. Les mouvements convulsifs, toujours bornés au côté gauche, sont notablement diminués. Bains sulfureux.

Le 26. La chorée a presque disparu. Mais il est survenu une angine couenneuse.

Le 30. Mort.

Au l'autopsie, outre les fausses membranes, on a trouvé une endocardite végétante mitrale et tricuspide.

Obs. XVI. — Chorée cardiaque.

Veyrat (Rose), âgée de 7 ans, entrée le 3 mai 1876, au n° 16 de la salle Sainte-Geneviève (service de M. Archambault).

On ne trouve aucun antécédent rhumatismal ni chez elle ni dans sa famille. Elle a eu la petite vérole et la coqueluche cet hiver. Depuis elle jouissait d'une excellente santé. Sans aucune cause appréciable, elle a été atteinte de mouvements choréiques, il y a un mois.

Etat actuel. — Les deux membres supérieurs sont le siége de quelques mouvements involontaires plus forts à droite, par où la maladie a débuté, qu'à gauche. La marche est possible, mais hésitante, la malade traîne sa jambe. Le visage est le siége de quelques grimaces légères. La sensibilité est normale partout.

On entend un léger souffle continu dans les vaisseaux du cou. Au cœur on entend aussi un léger souffle au premier temps et à la pointe qui dénote par conséquent une insuffisance mitrale peu prononcée.

On prescrit le repos au lit et 0,004 mm. d'arséniate de soude en trois fois.

6 mai. Le repos a produit une légère amélioration.

Le 8. Etat stationnaire.

Le 9. La malade se lève pour la première fois. Il y a toujours quelques mouvements ; la marche est boiteuse.

Le 15. Les mouvements choréiques sont réduits à presque rien.

Le 20. Il ne reste plus qu'un peu de faiblesse de la main droite. La marche est faible quoique la jambe droite traîne encore.

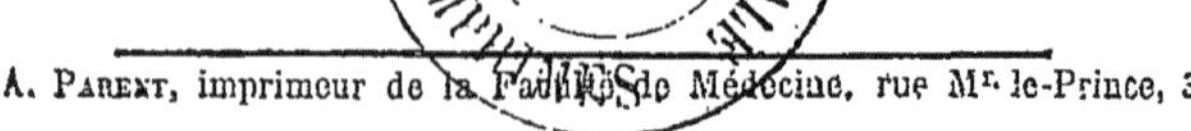